胃食道逆流
關鍵50問

花蓮慈濟醫院
腸胃肝膽內科主任
陳健麟——著

目次

Part 3 胃食道逆流症日常生活的照護 131

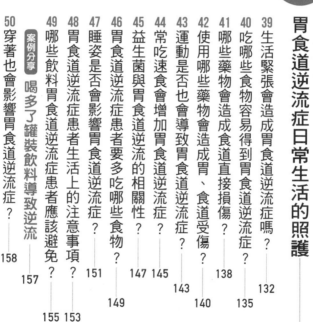

幸福蔬醒八分飽

欣聞花蓮慈濟醫院陳健麟醫師所著之《胃食道逆流關鍵50問》一書再版，感恩陳醫師為照顧民眾健康，將許多新的腸胃科醫學訊息加入本書，與時俱進，嘉惠讀者。

陳醫師投入腸胃專科多年，尤其對於食道的蠕動障礙，有深入的研究。他看診時的細心與親切，為病人所津津樂道。陳健麟醫師年僅四歲就經歷流行性腦膜炎的生死考驗，成為同病房有著同樣病症的幾位病童當中，唯一存活的奇蹟。但也因為持續將近二年的痙攣後遺症，讓他時常進出醫院，成了親友眼中的藥罐子。種種生病的苦，讓成為醫生的陳醫師，更能夠體會患者的心情與病苦，發揮視病如親的良能。

身為腸胃科醫師，為了要讓病人能知胃腸疾病的樣貌，瞭解如何維護自我健康，在忙碌工作之餘，陳醫師努力著書，將食道逆流的原因、症狀、治療方法一一加以說明，並以實例作佐證，且把常見的問題做深入淺出的討論，是一本不可多得的好書。

書中提到因為國人生活及飲食習慣日漸西化，油炸燒烤飲食多樣，抽煙、嚼檳榔以及喝含咖啡因、酒精等飲料，加上運動不足、肥胖，使得胃食道逆流症好發年齡日漸年輕化。花蓮慈濟醫院自啟業開始，即開始推動素食，只要營養均衡並搭配適當運動，不但可以減輕體重，也是強健胃腸的開始。近年來，慈濟亦在全球推動1月11日為「世界蔬醒日」，一個人、一天素、一起愛地球。再加上「素食八分飽，健康沒煩惱」，既可以減緩地球暖化，又能促進身體健康，何樂而不為？

再次感恩陳醫師以病為師，將自己在臨床與研究上所得的最新成果，以簡單文字跟大家分享。期待讀者閱讀之後，能改變不正確的飲食習慣，帶動親友多食蔬果加上適度運動，預防或改善胃食道逆流困擾，闔家美滿幸福！

慈濟醫療志業執行長
林俊龍

關鍵50問
讓您輕鬆瞭解胃食道逆流

胃食道逆流症的表現千奇百怪，甚至常被人誤以為是心臟疾病就醫。根據臨床研究，平均每十人就有兩人罹患胃食道逆流症，咽喉不適、胸悶痛、蛀牙、咳嗽等都可能是逆流症的表現，常造成病人就醫困擾，往往看了很多診才找對醫師。

花蓮慈濟醫院內科部主任陳健麟醫師，是國內研究胃食道逆流症的權威專家。十多年來，他不僅深入探討胃食道逆流的成因、機轉及治療等，有多篇研究成果發布在國際知名期刊上，他也將研究成果應用在病人身上。

二〇一二年出版的《胃食道逆流關鍵50問》，是陳醫師根據臨床及研究經驗撰寫，探討胃食道逆流症狀、病因與治療的專書。他以淺顯易懂的文字，經由病友的經驗分享，讓讀者輕鬆的認識胃食道逆流症；內文還包括胃食道逆流的診斷與治療，讓讀者對胃鏡、食道機能儀、上消化道鋇劑攝影等檢查，以及用藥等有正確的觀念。

胃食道逆流症的成因多，與飲食習慣、生活壓力，症狀的表現也很多種，甚至睡眠不好的病人也可能是胃食道逆流症所引起，因為在睡眠時發生的胃食道逆流，會使胃酸在食道中停駐更久，因此不是每位睡眠失調的病人都需要吃安眠藥來改善，或許病灶是胃食道逆流。

對於陳醫師來說，在忙碌的醫師生涯中，仍持續不斷地進行他的實驗工作，最主要的動力是因為幫病人解決病痛不僅可換得的是內心的平靜與快樂，而在做實驗研究過程，一點一滴的揭開胃食道逆流症的神祕面紗，就是希望能在治療上有所突破，幫助病人找到更多的可能性。

如今《胃食道逆流關鍵50問》即將再版，陳醫師在書中有更加詳細疾病說明，同時收錄最新的胃食道逆流症處置與現況。要幫病人解決病痛必須要靠醫師與病人充分的合作，而這本書有助於病人自身對於疾病的認識與瞭解；對於胃食道逆流有興趣的醫師及民眾，也相當具有參考價值。

花蓮慈濟醫院　院長

林欣榮

大師出手普渡眾生苦

我與健麟結識甚早，他從陽明醫學院畢業不久就毛遂自薦，花時間到三軍總醫院參與學習消化學，也因為這個因緣，後來爭取到一個難得的機會赴美進修。

在美進修期間，他十分努力也發表了許多研究著作，深獲教授喜愛。同時期還生了一對可愛的雙胞胎。

回國後他有留在台北的機會，不過我鼓勵他接受花蓮慈濟醫院的邀請，因為我發現他有研究及發表論文的天份與熱情，留在醫學中心發展，才能充分發揮他的才華。數年後花蓮慈濟醫院又送他去澳洲攻讀博士學位，他在短短三年時間就取得學位學成歸國。

此後，他在國內外學術研討會上非常活躍，總是有許多的研究成果報告，也帶領許多慈濟醫院的年輕醫師一起做研究，特別在食道疾病學有專精，不少國際知名醫學期刊都邀他審稿。

食道疾病相當複雜有些頗為罕見，健麟總是能耐心一一破解，給予正確診斷與治療，造福病患大德。逆流性食道炎或稱胃食道逆流，應是最常見的食道疾病，許多人反覆受此病困擾，本書為此惱人疾病做深入淺出的介紹，應是陳博士費心把艱深學理做平易說明。

大師出手普渡眾生苦，在此感恩健麟的用心，也祝福讀者學曉保健之道，幸福圓滿。

台北慈濟醫院　院長
趙有誠

你不可不知道的新國病：胃食道逆流

疾病的型態和趨勢會隨著生活習慣，特別是飲食和營養方式，而變遷。二十多年前我剛成為主治醫師時，消化性潰瘍是所有想走胃腸科的大小醫師不能不知道的顯學，在每天例行的胃鏡檢查中，不論是胃潰瘍或十二指腸潰瘍都司空見慣，這些病患成為我們門診的主力，甚至前輩告訴我們一日潰瘍，終身潰瘍，腸胃科醫師永遠不怕沒有病人。想不到十年河東十年河西，曾幾何時在幽門桿菌發現和制酸藥物的進步下，潰瘍在除菌成功下急遽減少，而且不僅可以控制症狀，更可以使病人完全痊癒，故病人愈看愈少！

在消化性潰瘍減少的狀況下，取而代之的是，胃食道逆流所造成的逆流性食道炎，幾乎每十個接受胃鏡檢查的個案中，至少有三個以上是胃食道逆流，套句現代流行的話語，胃食道逆流成為不折不扣的新國病！

胃食道逆流之所以水漲船高的原因，可能還是出在國人「愛拚才會贏」和「吃到飽」的精神與習慣有關。由農業社會到工商業社會，經濟突飛猛進下，台灣人生活步調加快，連吃飯喝酒都要衝、衝、衝，失去節奏及缺少舒壓的生活習慣，造就肥胖、代謝症候群的人愈來愈多，連帶使得胃腸蠕動和括約肌運作也亂了調。原本應在胃部的胃酸跑到不該去的食道，發生胃酸逆流和火燒心，甚至更嚴重者到喉嚨造成聲音沙啞，有些還進入氣管，促成咳嗽。

更值得注意的是，國人應酬習慣是晚餐吃到飽吃到晚，半夜發生的胃酸逆流是擾人清夢，失眠的主因之一。上述這些不一而足的表現只是胃食道逆流影響生活品質的冰山一角，事實上經年累月的逆流久了以後，食道黏膜細胞會產生變性，形成所謂的巴瑞特食道（Barrett's esophagus）。這是一種癌前病變，雖然比起國外報導，台灣的研究顯示真正癌化的比例很低，但是總是令人有如梗在喉般的隱憂。

儘管治療胃食道逆流的藥物，包括胃乳片等制酸劑很容易取得，且有一定的療效。可惜的是只能控制無法斷根！想要不靠藥物一勞永逸還是要依賴從根救起——改變生活習慣，因此對此病正確的認知格外重要。在資訊爆炸的時代裡，網路有關胃食道逆流的訊息固然多如牛毛，但有些以訛傳訛未經驗証且誤人誤己的資訊也害人不淺。

有鑑於此，陳建麟教授在繁忙的臨床工作之餘，還鉅細靡遺將各種有關胃食道逆流的知識及進展整理成書，著實令人敬佩。我與陳教授相識十多年，他是國內首位以胃腸動力學至國外學術重鎮（澳洲新南威爾斯大學）取得博士學位的醫師，多年來他在此領域耕耘甚深，是台灣的標竿性人物，也是國際知名的專家學者。

以他的專業所出版的這本書，除了內容皆信而有徵，可以信賴外，更難能可貴的是他能深入淺出從病患的角度及問題出發，所以可讀性很高，是一本值得向想要對此病瞭解並且自我控制的病友大力推薦的必備好書。

台大醫院內科部　吳明賢

胃食道逆流的關鍵問答

我與健麟結識已有十多年了，剛開始接觸是在台灣消化醫學會的學術研討會中，他演講時的穩健台風與深入剖析留給我極為深刻的印象。而後，我們經常一同參加國內外的學術活動，並於活動中彼此討論，交換心得，成為好朋友。

而在我擔任國際期刊《胃腸研究與臨床治療（Gastrointestinal Research and Practice）》之客座編輯期間，我也特別邀請他為我的「胃食道逆流專輯」撰寫〈非糜爛性之胃食道逆流疾病〉的綜論性文章，以深入淺出地為國內外醫師及研究人員們介紹此一疾病。

這次健麟邀請我為其大作《胃食道逆流關鍵50問》寫再版序，我深深感到無比地榮幸與開心。在臨床上「胃食道逆流」是一個十分常見的疾病，其產生與患者的體質、飲食生活習慣、肥胖及生活壓力都有很密切的關係。治療上，除了藉助藥物之外，病人更需要注意許多生活小細節，才能真正遠離這個惱人的病。

而有關「胃食道逆流」的問題由健麟來作深入剖析與解答真是再恰當也不過了，因為他不但是國內有關此一疾病的權威醫師，更是國際上診治「胃食道逆流」疾病的知名學者。

很佩服健麟在忙碌的醫師生涯中，不但能不斷兢兢業業地從事研究工作，還能於百忙中擠出時間，從事醫學教育，嘉惠社會大眾。在此我鄭重地向大家推薦此書，並請讀者們細細品嚐，身體力行！

高雄榮民總醫院　胃腸肝膽科主任

許秉毅

自序

相對於慢性肝炎及相關疾病對國人健康影響之鉅，胃食道逆流症已儼然成為最常見困擾國人之腸胃疾病。在目前繁忙及快速的台灣社會裡，相信很多人都偶爾體驗過胃食道逆流症的症狀，或是耳聞親朋好友得到胃食道逆流症。當發生胃食道逆流症（溢酸）或是有心灼熱感（灼灼）的時候，這些病症往往會影響到我們的生活及工作，甚至睡眠。

然而對這樣的病症，我們真的瞭解了嗎？對身為腸胃內科醫師的我而言，胃食道逆流症所衍生出相關併發症在門診日益多見，也漸成為病患接受胃鏡檢查的常見原因之一，由每日不停輪播的電視廣告可見端倪。

時光匆匆，轉眼五年時間已過，這本書也要再版了。關於胃食道逆流症，大眾普遍對於其病因及治療仍有許多迷思，這本書用簡單問答的方式來消除這些迷思和解釋此疾病，也常有讀者因而受益，或直接來門診進一步接受診斷及治療。

雖然這類病症像是無立即影響生命危險的良性疾病，但在發生症狀時卻相當令人難受，此疾病會時好時壞的復發也讓人非常困擾，亦或繞一大圈才知道原來是這個疾病。由於是目前門診裡最普遍看診的疾病之一，因此胃食道逆流症使用的藥物及醫療給付也逐年攀升。其病徵也偶爾會有嚴重的表現，像是食道黏膜會有永久性損傷，例如：食道狹窄、變形，以及食道腺癌，這都是與胃食道逆流症有關係，不能小覷。

胃食道逆流症的表現千奇百怪，諸如：咽喉不適、胸悶痛、蛀牙、咳嗽或氣喘……等等，在書中將會探討診斷方面之新進展，除內視鏡檢查外，也包括高解析度食道功能儀，酸鹼測定儀或多管腔食道內阻抗及酸鹼度測量儀等，對疾病之詳細輪廓能有更精準之了解，以利後續治療。

本書也對於胃食道逆流症的治療上提供可經由生活及藥物控制疾病的觀念，例如可以使用一些簡單的方法，像是：改變生活作息方式、飲食習慣、服藥方式等，將有助於改善胃食道逆流相關的症狀。內文裡也會介紹不同種類的藥物、其作用、及如何正確服用藥物。

除內科治療外，本書也會介紹外科治療胃食道逆流症的方式及進展。在另一方面，我們將告訴您如何長期且安心的面對胃食道逆流症，如何減少或去除吃藥的需求，預防併發症正確之道。

修訂再版這本書的這段時間裡，首先要感謝我的患者願意分享得病及治療過程，他們所提供的經驗都非常寶貴，將有助於讀者親自體會及面對疾病真相。另外也要感謝我的助理們，謙信、家慈、如雙及彥伶不辭辛勞的幫忙理稿，才能夠讓本書順利完成。

最後，要感謝慈濟醫院的支持及文經社再次給予機會，希望這本書不僅能夠繼續提供民眾正確的保健觀念，也可以做為醫療同行的參考，提供最新胃食道逆流症的正確應對之道，讓大家都能腸胃永保健康及遠離胃食道逆流症。

陳健麟

總分：________

胃食道逆流——自我評估問卷

這份問卷是提供自我評估是否有胃食道逆流的情形。

如果分數有達到4分（含）以上建議不妨至醫院請教醫師，相信對您的健康問題會有相當的助益。請回答下列問題並在最符合的選項前打勾，第三個問題請每一小題都做勾選。分數的範圍從-7到18，由問卷上每一項分數（正負數值）相加，總分在4分（包含以上）即被視為有胃食道逆流症狀。（摘自Scand J Gastroenterol 1998；3 3:1023–1029.）

每個問題選項（）內為分數

1. 下列那一項敘述最能夠形容你胸部或胃部的主要不適症狀。

□從你胃部或是下胸部往上到你脖子的灼熱感。……（5）

□噁心想嘔吐的不適感。……（0）

□當你吞嚥時，胸部中間處會痛。……（2）

□以上皆否，請在下列描述：……（0）

2.選完第一題，請選擇下列那一項最符合你主要不適症狀發生的時機。

□隨時，不會因為進食更好或更糟糕。……（-2）

□大部分發生在進食後兩小時內。……（3）

□總是在白天或晚上的某時候發生，與進食無關。……（0）

3.下列情況如何影響你胃的主要不適症狀

1. 吃含有大量脂肪的食物。

□惡化（1）□改善（-1）□沒有影響／不確定（0）

2. 吃比平常多量的餐。

□惡化（1）□改善（-1）□沒有影響／不確定（0）

3. 重口味或辣的食物。

□惡化（1）□改善（-1）□沒有影響／不確定（0）

4.下列何者最能形容消化不良藥物（胃藥、胃散等）對你主要不適症狀的效果。

□沒有影響。……（0）

□十五分鐘以內明顯緩和。……（3）

□十五分鐘之後明顯緩和。……（0）

□不適用（我不使用消化不良藥物（胃藥、胃散等）。）……（0）

5.下列何者最能夠形容平躺、屈身，或彎腰影響你主要不適症狀的情況。

□沒有影響。……………………（0）

□讓症狀發生或使症狀更糟糕。……………（1）

□感到症狀緩和。……………………（-1）

□不知道。……………………（0）

6.下列何者最能描述提重物，或是身體用力（或者任何其他讓你急速呼吸的活動）對你主要不適症狀的影響。

□沒有影響。……………………（0）

□使症狀發生或更嚴重。……………（1）

□使症狀緩和。……………………（-1）

□不知道或此項對我不適用。……………（0）

7.如果食物或是酸性液體回流到喉嚨或嘴巴，對你的主要不適症狀是否有任何影響？

□沒有影響。……………………（0）

□使症狀發生或更嚴重。……………（2）

□使症狀緩和。……………………（0）

□不知道或此項對我不適用。……………（0）

Part 1
認識胃食道逆流症

1 何謂胃食道逆流症？

是指胃裡的酸性物質，從胃衝到食道，造成胸口不適。可能是因為體重、飲食、生活習慣不良，例如：抽菸、喝酒引起的。

一般坊間說的「胃食道逆流症」是指一種在胸骨下有熱熱或燒燒的感覺，這種感覺是因為酸性的胃液往上通到咽喉或口腔，所以胸口會悶悶不舒服，或以其他不明顯的症狀來表現，而這些症狀產生的原因是胃裡面的酸性物質，從胃裡衝到食道黏膜所造成。

晚上比白天更容易發生

胃食道逆流症狀可能發生在白天或是晚上睡覺時。

當逆流發生在白天時，因為人體站著，有重力的關係，可以預防胃食道逆流產生。而當我們在晚上躺平睡眠的時候，因為失去重力的關係，所以逆流症狀更容易發生。

一般而言，晚上的逆流症狀通常都是比較嚴重的胃食道逆流症，除了這些胸部熱熱燒燒的感覺之外，有些人會有口水增加、咳嗽等症狀，有時甚至影響睡眠品質，例如：在睡眠中被逆流的胃酸嗆醒，這些症狀可能會對其他器官產生影響，像是：肺部或呼吸道。

然而，這些胃食道逆流的情形，可能受到體重、飲食、生活習慣所影響，例如：抽菸、喝酒。因此，有些病患可以經由改善生活習慣而得到症狀的緩解。相反的，如果改變生活習慣，卻仍然沒有無法達到症狀緩解，則可能需要求助藥物及專業醫療。

大家所使用的藥物可能是坊間所看見的中和胃酸制劑，中和胃酸制劑可以預防輕微陣發性的症狀，而處方用藥可以治療嚴重型的胃食道逆流症及

・胃食道逆流症的臨床分期・

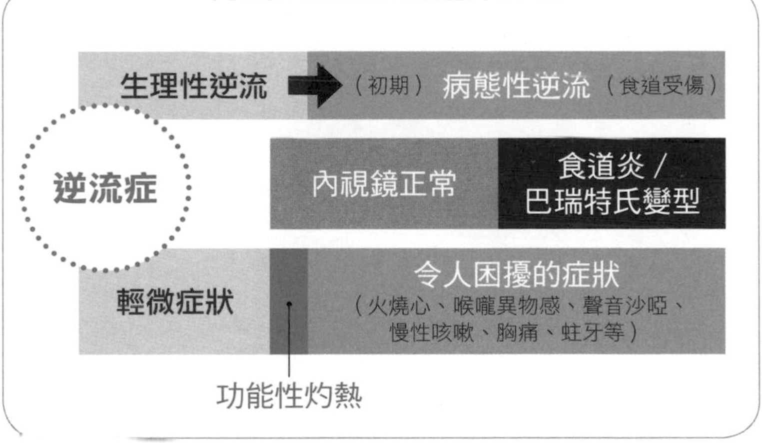

其併發症。

當然胃食道逆流症也可以稱為胃灼熱感、胃液逆流或是酸性逆流……等，這些都是胃食道逆流症的代名詞，在這本書裡面接下來幾個章節我們會詳細介紹這些情形。

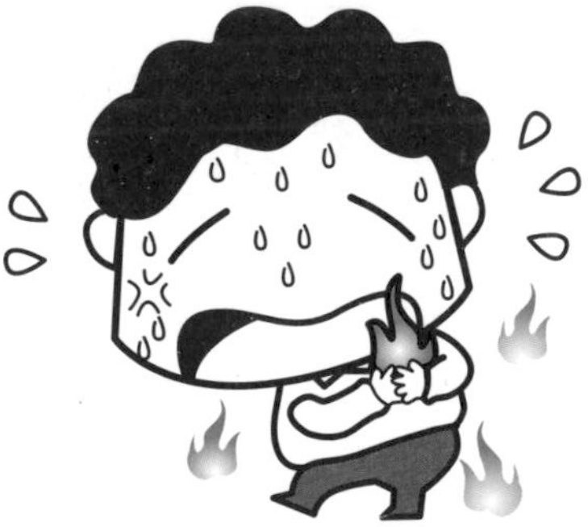

2

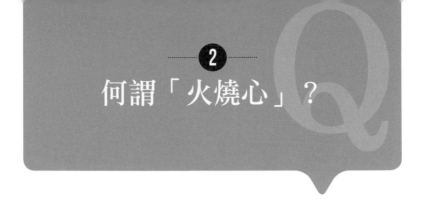

何謂「火燒心」？

火燒心的感覺就像是燒燒、溫溫、熱熱、疼痛的，就是所謂的灼熱感。通常發生在胸部中間的位置，在胸部周圍呈現出不舒服或輕微疼痛的感受。

很多人在日常生活中都曾經出現胸口灼熱感，這種灼熱感是在胸部周圍呈現出不舒服或是輕微疼痛，原因通常是胃食道逆流所引發。

當然，這種症狀也可以反應出胃食道逆流在食道裡的量及特性，這種感覺就像是燒燒、溫溫、熱熱、疼痛的感覺，通常發生在胸口中間的位置，這灼熱的感覺可能與心臟疾病或心臟突然發生的缺氧性之變化，有相當類似的症狀。

胃食道逆流的灼熱感與心臟無關

我們在這裡說明胃食道逆流症所導致的灼熱感症狀，是沒有考慮合併心臟疾病任何的問題的症狀。而通常這些病患都會先求診於心臟、胸腔內科，心臟及胸腔相關的檢查，都沒有顯示任何異常，為什麼會這樣呢？

・造成心灼熱感的原因・

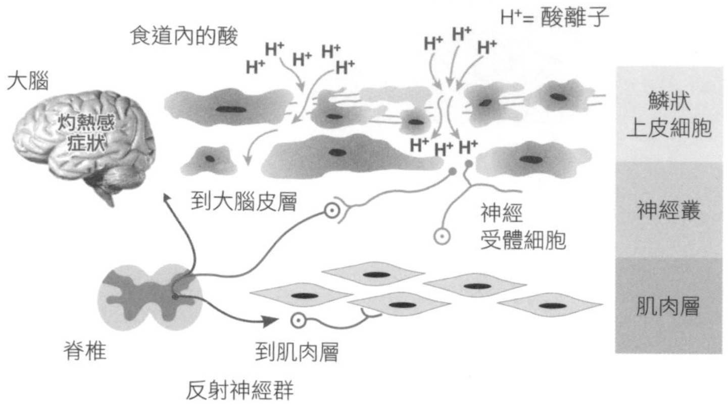

摘錄自Barlow and Orlando, Gastroenterology 2005；128：771

那是因為從解剖學的位置來看，食道的位置是位於胸腔的裡面及心臟的旁邊，因此食道不舒服的感覺會容易與心臟的毛病被混為一談。如果你偶爾出現這種疼痛感，可能會讓你擔心自己是否有心臟問題，但是通常接受胃食道逆流症的完整治療之後，這些症狀都會一併消失。

重點筆記

胃食道逆流可能會讓胸口中間出現燒燒、溫溫、熱熱、疼痛的感覺。

3

胃食道逆流症（胃酸逆流）有哪些症狀？

胃部有灼熱感、胸痛及胸部不舒服，甚至嘴巴有酸酸、苦苦的味道，嚴重也會有吞嚥不順利的感覺。

過多的胃酸逆流就會產生胃部灼熱感、胸痛及胸部不舒服，甚至嘴巴有酸酸、苦苦的味道，嚴重時也會有吞嚥不順利的感覺。

大家都常常聽到胃酸逆流，但是到底什麼是胃酸逆流？從生理學的機轉來看，「胃酸」是在我們進食時，從胃裡所產生出來的液體，目的是幫助食物的消化。

在正常的生理情況之下，胃酸可以逆流到食道，不過，食道也有保護的機轉來中和胃酸，並預防胃酸逆流到食道。這些保護機轉包括唾液，唾液可以中和胃酸，另外就是食道的機能，正常食道的收縮及蠕動可以把逆流的胃酸再運送回去胃裡。

胃酸流到食道是正常狀況

發生不正常的胃食道逆流，通常都是在這些保護機轉產生之後，才引發胃食道逆流症的情形。如果發生的時間在進食一個小時內，胃食道逆流都算正常表現。相反的，超過一個小時而胃酸還逆流到食道的話，那就是異常、病態的表現。

過多的胃酸逆流會產生胃部灼熱感、胸痛及胸部不舒服，甚至嘴巴有酸酸、苦苦的味道，嚴重也會有吞嚥不順利的感覺。慢性胃食道逆流症的定義為：胃食道逆流症的症狀必須持續幾週，甚至到六個月以上的時間。

通常慢性胃食道逆流症與食道受傷有關係，例如：食道發炎、食道潰瘍、食道狹窄，甚至有食道癌的風險。因此有胃食道逆流症的病患，可能需要醫生的協助診斷及治療，以避免這些併發症產生。

重點筆記

胃食道逆流發生的時間如果是在進食一個小時內，就是正常的。相反的，超過一個小時而胃酸還逆流到食道的話，那就是異常、病態的表現。

4

發生胃食道逆流症的原因？

形成胃食道逆流的原因很多，可能因為生理機轉功能失調，或是生活型態、飲食習慣等外因，造成食道與胃之間的下食道括約肌鬆弛。

胃食道逆流症可能是很多因素所造成，可能因為我們生理機轉功能失調，或者是外因性的因素所導致，例如：生活型態、飲食習慣等因素。

主要造成胃食道逆流症的可能原因是介於食道與胃之間的下食道括約肌鬆弛，也就是下食道括約肌功能不全。下食道括約肌是位於食道下端的內臟肌肉，介於食道與胃間形成一個高壓性的帶狀結構，可以讓食物不會再往上逆流至食道，當然這個結構會受到胸腔及腹腔之間的橫膈膜所影響。

而橫膈膜疝氣就是高壓性結構失調，也會讓我們胃的上端一部分進入食道裡面，橫膈膜疝氣也會讓下食道括約肌失調，橫膈膜疝氣也會加重胃食道逆流的嚴重度，也會影響其治療功效。

· 上部消化道構造 ·

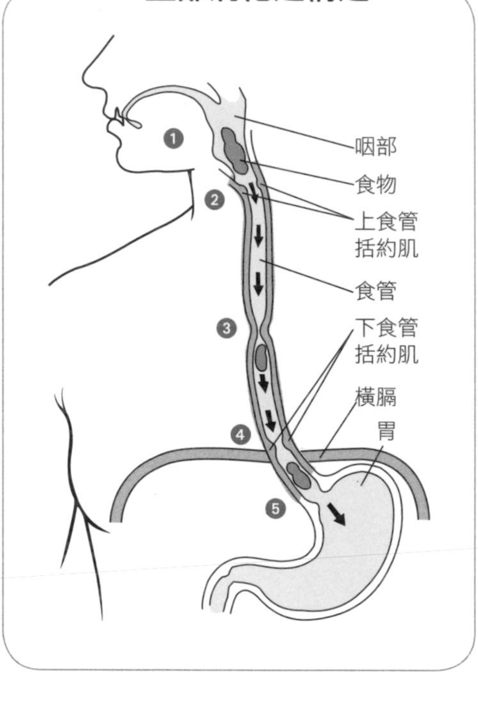

遺傳和不良生活習慣也是可能原因

胃食道逆流症有一部分的因素也跟遺傳基因有關，家族性的遺傳，或是與隔代遺傳有關。然而，有些家庭的成員一起有胃食道逆流，也不一定就是基因造成，或許是因為生活、飲食、運動習慣非常接近，才會一起養成。

我們要瞭解哪些生活因素會產生胃食道逆流症，這樣才知道如何去避免。例如：喝酒、抽菸、藥物使用、體重上升、碳酸飲料及辛辣油炸食物的攝取、暴飲暴食……等。

此外，含咖啡因的食物如：咖啡、茶類，都會讓下食道括約肌放鬆而導致逆流，但是，如果只是適量食用，也可以改善胃食道逆流，多認識及瞭解所攝取食物，有助於改善我們的胃食道逆流症。

近來的醫學統計數字指出，肥胖是全世界性的文明疾病，而肥胖的原因跟高熱量跟飲食文化有關，衍生出糖尿病、高血壓、高血脂、中風、心臟病、癌症、胃食道逆流症等……疾病。

如果一下子進食太多的食物，而不是採少量多餐的方式進食時，食物會讓我們的胃部快速沉脹，進而產生胃部壓力過高，食物就會經由下食道括約肌逆流到食道。高油脂性的食物會讓我們胃的排空過程變慢、變差，得到胃食道逆流症的機率就會增加。

現今，有很多人吃飯時間都是不定時、不定量，甚至還有吃消夜的習慣，吃完東西不久後就睡覺，躺平睡覺後又沒有重力的影響，更可能會增加胃食道逆流機率。

後面的章節裡，我們將簡單的介紹一些有關胃食道逆流症生理性及外因性的因素，這些因素可以幫我們解釋為什麼胃食道逆流症的患者有日漸增加的趨勢。

重點筆記

喝酒、抽菸、藥物的使用、體重上升、碳酸飲料及辛辣油炸的食物的攝取、暴飲暴食，或是喝含咖啡因的食物如：咖啡、茶類，都會讓下食道括約肌放鬆而導致胃食道逆流。

案例分享

肥胖導致火燒心

賴先生從年輕時就開始抽菸、喝酒、喝咖啡，體重更高達112公斤，因為工作關係導致生活作息不固定；沒多久就開始有胸口火燒心、因胃食道逆流無法入眠的狀況。

他到坊間的藥局購買胃藥來服用，症狀得到些微的緩解，但不舒服的感覺仍持續，所幸即時至醫院尋求治療。經過醫師安排上消化道胃鏡的檢查後，發現賴先生有中度的「逆流性食道炎」，於是接受醫生建議調整生活作息及飲食習慣並減輕體重。

往後賴先生更開始慢慢的減少抽菸、喝咖啡及酒精性等飲料，並服用氫離子幫浦抑制劑（Proton pump inhibitor；PPI）治療胃食道逆流症。規律的服藥期間，火燒心及晚上睡眠不舒服的情形逐漸獲得改善。

賴先生為期四個月的治療時間，後來因為工作較忙碌而無法回診繼續追蹤。自行停藥後又開始胃食道逆流症，四個月後回診安排上消化道胃鏡的檢查，結果發現逆流性食道炎轉變成重度，也就是食道黏膜受到胃酸刺激發炎的情況，變得更嚴重。

目前，賴先生繼續配合醫師的建議，繼續的服用氫離子幫浦抑制劑來治療胃食道逆流症，並盡量維持良好的生活作息及定期追蹤病情。

5

胃食道逆流症狀容易出現的時機？

輕微的症狀可能就是在胸口有一點熱熱、燒燒的不舒服，比較容易發生在吃飽飯之後。

胃食道逆流症狀包括：胸骨下的疼痛、嘴巴裡會有酸液的感覺，以及吞嚥時會感到不舒服。雖然大部分的人都有些心灼熱感，但這些症狀會有所差別，有時候這種症狀會一下子發生，沒多久就消失了，但有些病患的症狀會持續一段時間，或是間隔一段時間再持續著。

「心灼熱感」通常發生在飯後

通常這種心灼熱感，類似像胃裡面的成分或胃酸通過到達胸腔的一種感覺，所以輕微的症狀可能就是在胸口有一點熱熱燒燒的不舒服，比較容易發生在吃飽飯之後，病患口腔裡可能會有酸液的感覺，或是口氣很重，這是因為胃液反覆性的逆流到口腔而導致的味道。

這種灼熱感可能會伴隨噁心或是不舒服的感覺，有些人會覺得這種熱燒的感覺在胃上面。因此，症狀發生時，常有人會誤以為是心臟病發作。

還有另一種胃液逆流的症狀，是胃液從胃裡往上移動到食道，最嚴重的一種胃液逆流的症狀，常發生在晚上躺平的時候，出現咳嗽或嗆醒，胃酸可能逆流到咽喉或胸腔裡，這種狀況會造成類似呼吸不順、咳嗽等，讓原有的肺病更加嚴重，甚至導致肺炎，會危害生命安全。

在一些臨床的病患裡面，常見到吞嚥不適或卡卡感覺的病患，通常是因為反覆的胃食道逆流到食道黏膜上，導致食道黏膜受到刺激的感覺及食道受傷，因為吞嚥經由受傷或刺激的位置而導致不舒服或疼痛，有時候反覆性的胃食道逆流，會導致食道傷口結痂產生慢性的病變及食道狹窄，這種現象甚至有吞嚥困難的表現。這些情形通常都是很嚴重的慢性胃食道逆流症併發症了。

重點筆記

晚上躺平的時候，發生咳嗽或嗆醒、吞嚥時有不適或是卡卡的感覺，這些都可能是慢性胃食道逆流的嚴重併發症。

6

為什麼有些胃食道逆流沒有症狀？

有些患者會有持續性咳嗽的症狀，這是因為胃酸逆流至食道，進而跑到呼吸器官而導致咳嗽，甚至有些嚴重的咳嗽，會伴隨著氣喘而發作。

有些胃食道逆流症並不會出現任何症狀，因為每個人的身體出現的反應不同，所以並不是每個人都會產生灼熱感或胃液逆流的感受。

沒有出現症狀的患者中，有些人會抱怨睡眠失調或睡眠不太安穩，這通常是半夜睡覺時發生胃食道逆流所導致的副作用。如果胃食道逆流發生在睡覺時，患者就會轉醒，而讓睡眠品質下降，所以臨床醫生在治療這些嚴重睡眠失調的患者時，會評估是否是因為胃食道逆流所造成。

咳嗽及聲音沙啞也是症狀之一

有些沒有症狀的患者會出現持續性咳嗽的症狀，就像前面說過的，因為胃酸逆流至食道，進而跑到呼吸器官而導致咳嗽，甚至有些嚴重的咳嗽會伴隨著氣喘而發作。

有一些人會因為胃食道逆流而出現聲音沙啞症狀，因為胃食道逆流影響咽喉的聲帶，患者可能會去尋求耳鼻喉科醫生的協助，有些人則可能會有咽喉不舒服或是耳朵的症狀，求醫後發現是胃食道逆流所導致。

這些患者的胃食道逆流是相當嚴重的，另外，有部分原因則與口腔的蛀牙有關，這些都可能是胃食道逆流症的症狀的表現。

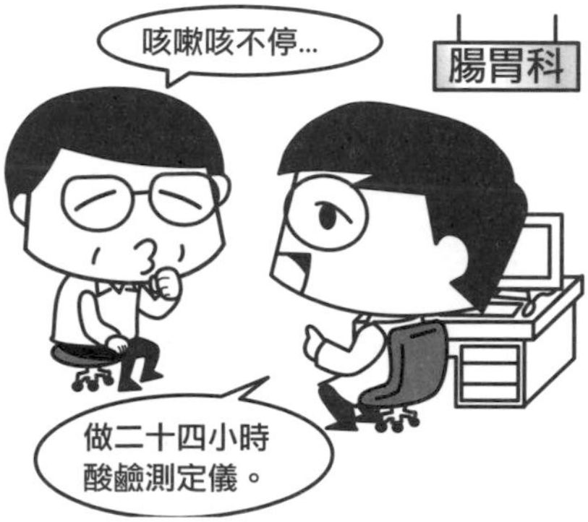

重點筆記

有一些人會因為胃食道逆流而出現聲音沙啞症狀，也有人會有咽喉不舒服或是耳朵的症狀，求醫後發現是胃食道逆流所導致。

7

女生比男生容易有胃食道逆流症？

女性荷爾蒙會使食道肌肉放鬆，讓食物會更容易長時間滯留在胃裡，而且會影響食道括約肌的壓力下降，導致胃食道逆流，所以女生的確會比男生更容易得到胃食道逆流症。

有一個說法，通常女生會比男生更容易得到胃食道逆流症？這個結論其實是對的，女性得到胃食道逆流症可能與女性的荷爾蒙雌激素（Estrogen）或黃體素（Progesterone）有關。

這些荷爾蒙通常會與我們食道的肌肉放鬆有關。舉例來說，當女性懷孕的時候會製造大量的荷爾蒙，幫助子宮肌肉讓胎兒順利成長，這種荷爾蒙的改變就有可能會導致胃食道逆流症狀。

女性荷爾蒙會讓食道括約肌放鬆

荷爾蒙在我們身體內循環，身體的結構受到荷爾蒙的作用，腸胃道的肌肉也會受影響，這種狀況下，食道與胃的肌肉會輕微的放鬆，導致正常功能受到改變。

大家都知道食道正常的收縮過程是，將口腔吞嚥的食糜（半流體物質，成分為部分消化的食物。）循序漸進的經由食道運送至胃中，再進一步消化、吸收。所以，食道肌肉放鬆可能會引發食物的運送及排空變緩慢，進而影響到胃酸的分泌，延長胃酸滯留於胃部的時間。

類似的原理，女性荷爾蒙會使食道肌肉放鬆，讓食物會更容易滯留在胃裡更長的時間，而且荷爾蒙會影響食道括約肌的壓力下降，導致胃食道逆流，所以女生的確會比男生更容易得到胃食道逆流症。

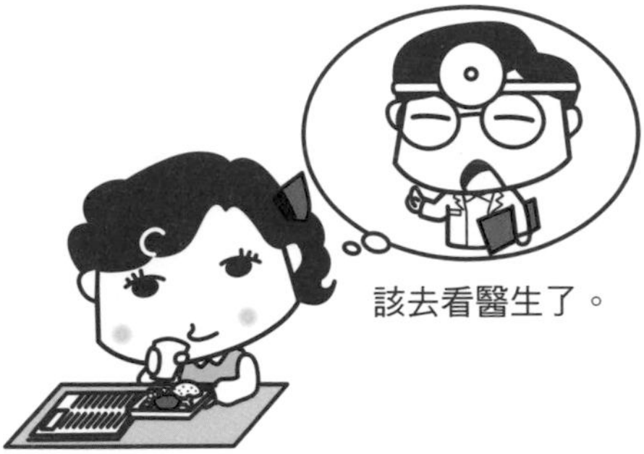

8

小朋友也會得到胃食道逆流症？

胃食道逆流症可能發生在各個年齡層，甚至是嬰兒，但症狀跟大人不一樣。小朋友長大後，可以幫助他建立健康的生活習慣，以減少胃食道逆流的發生。

這個問題答案是肯定的。

胃食道逆流症可能會發生在各個年齡層，甚至是嬰兒，但嬰兒表現的症狀跟大人的不一樣，嬰兒在吃飽後可能容易躁動、嗝氣、嘔吐或是間歇性的咳嗽，胃食道逆流也可能導致嬰兒體重不容易上升、腸絞痛。

我們要如何預防寶寶有這些症狀呢？必須提醒父母，在餵食嬰兒後，要輕拍嬰兒背部幫助順利的嗝氣，以避免空氣跟壓力造成胃食道逆流。如果餵食嬰兒食物後，就算拍背也不太能讓嬰兒嗝氣的話，可以尋求藥物的幫忙或與醫生討論。

另一方面，再長大一點，有些小朋友可能有氣喘問題，部分情況下這些小朋友的氣喘，有可能是胃食道逆流所導致的，因此一定要仔細評估是否有胃食道逆流症。

當小朋友漸漸長大後，可以幫助他建立健康的生活習慣，例如：避免飲用碳酸飲料、酒精飲料、早點吃晚餐……等方式，可以減少胃食道逆流症的發生。

重點筆記

餵食嬰兒後要幫忙輕拍嬰兒背部幫助順利的嗝氣，以避免空氣跟壓力造成胃食道逆流。

9

哪些人比較容易發生胃食道逆流症？

服務業者，或是工作性質比較壓力大、焦慮、情緒緊張者，較容易發生胃食道逆流，像是：銀行業者、證券業者，以及正面臨考試的學生等。

發生機率較大職業有從事服務業的相關人員，或是從事工作性質長期感到較大壓力、時常感到焦慮不安和不時情緒緊張者，比較容易發生胃食道逆流狀況，像是從事金融相關行業如：銀行業者、證券業者以及想考取好成績的考生們。

通常得到胃食道逆流症的機率與職業性質有很大的關聯性，大部分都是從事服務業，或是工作性質帶來不正常的飲食及日夜顛倒的睡眠……等正常生活作息變化的職業，如：高科技業、醫護人員、軍警人員、重度沉迷電玩者。

在臨床上的案例：1.幾位美髮師的患者。2.多位堅守崗位的醫護同仁。3.常輪班的高科技員工，都是因為長時間需要在工作崗位上而延誤正常的吃飯時間和正常的睡眠時間，或是會因為需要趕時間開工而囫圇吞棗的進食。這一類的患者年紀很年輕，看起來也很健康，但是因為所從事的工作性質影響到進食時間和睡眠時間，而開始發生胃食道逆流症的症狀。

有些人職業的性質是需要講求工作效率，但也進而導致焦慮、情緒緊張、壓力大……等，而開始產生類似像是胃食道逆流症的表徵，通常這些壓力大的職業可能是銀行業者、證券業者以及年輕、正面臨考試的考生……等居多。

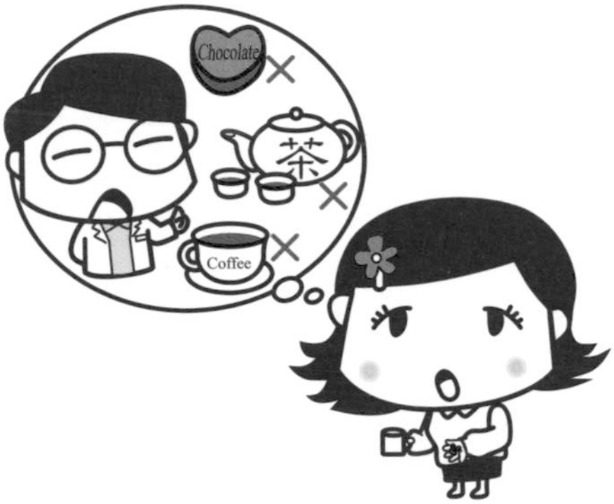

10
火燒心、吞嚥困難，一定是得到胃食道逆流症？

如果出現火燒心、吞嚥困難、口腔酸酸的、咳嗽等症狀，也不一定就是胃食道逆流，臨床上也會有其他疾病有類似症狀，例如：食道遲緩不全等。

是不是有火燒心、吞嚥困難、口腔酸酸的、咳嗽等症狀，就一定是胃食道逆流引起的？這答案是不一定的喔！

我們身體結構非常奧妙，這些類似的症狀也可能出現在不同的疾病中。我曾經在門診中見過患者出現典型症狀，像是：胸骨下灼熱感、反胃的胃液逆流等，讓這些病患合併出現像是吞嚥困難的現象。

這些病患偶爾在半夜睡眠時，唾液會不停的分泌，甚至連枕頭都溼掉，這些病患是另一類的病患，經由進一步的檢查後發現，其實是食道遲緩不全（Achalasia）的病患。

根據統計，食道遲緩不全的盛行率在每十萬個人口中大約有一位是食道遲緩不全的患者。這種病是因為下食道括約肌神經元受到損傷，導致下食道括約肌無法放鬆的疾病，同時出現食道收縮的異常，進而造成吞嚥困難。

在臨床上，這些病患會有胃食道逆流症狀，這些病患的臨床治療上與胃食道逆流症的不同，因為食道遲緩不全需經由醫師協助，做進一步的處理，例如食道氣球擴張，或是進一步做下食道括約肌的手術治療。

重點筆記

有些患者偶爾在半夜睡眠時，唾液會不停的分泌，甚至連枕頭都溼掉，誤以為是胃食道逆流導致，經由進一步的檢查後發現，其實是食道遲緩不全的症狀。

案例分享

張小姐
食道遲緩不全引起胸痛

張小姐剛開始感覺到喉嚨有異物、吞嚥時卡卡的，以為是工作關係而經常吃飯不定時造成的，於是跑去看腸胃科醫生，開始服用胃發炎的藥，這症狀持續很久卻仍然沒有改善。

直到有一天開始感覺胸口疼痛，這種疼痛延伸到背後，甚至也往上跑到頭部兩側，她只好停下身邊的工作，先暫時休息到慢慢恢復。

後來斷斷續續的狀況仍會出現，張小姐就再次尋求醫師治療，胃鏡照了兩次，治療了一年卻沒有任何結果，症狀仍然一樣，也做了很多檢查包括肺部、心臟功能，照X光等等，檢查報告的結果都是呈現正常。

某一天，她在吃飯的當下突然覺得吃東西時哽住，吞不下去，像是吃到一整顆蛋黃卡在喉嚨的感覺，往後吃飯都必須邊喝水，這種狀況陸續出現，時好時壞，漸漸的張小姐開始戒吃辣、刺激性的食物。

後來張小姐有很多東西開始不吃，每當感覺食物通過食道的速度變得非常緩慢且不順，就漸漸不想吃難吞嚥的食物，例如：乾飯、漢堡、牛排肉等，因為吃這些食物時像是水管不通一樣，一直往上冒，而且胸口痛至背部的次數也慢慢增加，比以前更為頻繁。

某天，張小姐在網路上查到一篇詳細的說明食道遲緩不全及醫師開刀的經驗的報導，於是前往尋找醫師，在安排下先做食道機能檢查，將一根管子從鼻孔慢慢穿過由食道再到胃部，過程幾十分鐘，檢測時喝一些水，也試吞幾次類似果凍的物體。

接下來：繼續做二十四小時酸鹼測定的檢查，將較細的管子再次的相同的方式進入，管子會接在一台小機器上要檢測日常生活作息，檢測是否有胃酸逆流，經過醫師的評估後，確定是得到食道遲緩不全。

食道遲緩不全無法以藥物治療，經過開刀之後如果有食道逆流的情形，則可以經由胃鏡的檢查再評估是否需要使用藥物，由於醫師的鼓勵讓她有信心面對開刀，因此狀況也逐漸改善。

11

胃食道逆流 白天和晚上的症狀一樣嗎？

晚上發生的逆流比白天更嚴重、更容易診斷。因為睡眠時，胃與食道在同一個水平，導致胃酸不容易流回到胃裡面，所以胃酸在食道滯留時間會加長，容易讓食道損傷。

胃食道逆流白天和晚上的症狀一樣嗎？答案是不一樣的哦。

就像前面提過的，晚上的胃食道逆流症通常發生在睡覺躺平的時候，因為食道與胃的位置等高；而站立時，食道的位置位在胃的上方，所以晚上胃液及胃酸比較容易流向食道。這個逆流可能會讓睡眠失調、睡眠過程中較容易清醒、隔天早上起床容易感到疲累。

某些情況下，還有一個導致夜間型胃食道逆流更嚴重的原因，是因為在晚上逆流的時候，食道的反射機能比較弱，不容易保護你的氣管受胃酸的侵襲，這時候就

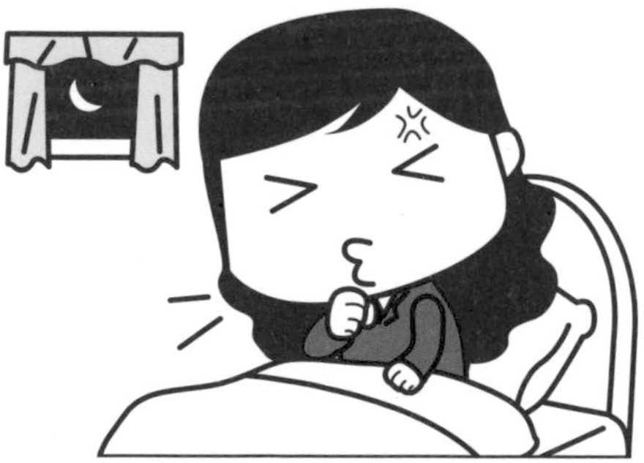

會由胃酸逆流至氣管，而造成咳嗽的症狀。

另外，夜晚逆流的時候，你的食物或胃液會留在嘴巴裡面，所以白天容易有異味產生。這樣的逆流會讓你咽喉沙啞、慢性咳嗽，以及容易有想要清喉嚨的感覺，甚至更嚴重者，會造成氣喘或肺炎。

重點筆記

晚上發生逆流的狀況時，食道的反射機能比較弱，不容易保護你的氣管受胃酸的侵襲，這時候就會造成咳嗽的症狀。

12

出現哪一些徵兆必須尋求醫療協助？

如果吃飯時，胸口開始出現下疼痛加重、呼吸不順暢、疼痛至無法入睡、持續性的咳嗽、吞嚥困難……等症狀，就記得要立刻就醫治療。

胃食道逆流症如同先前章節所說，可能引發不同的症狀，當這些症狀影響到你的身體健康、工作、生活的時候，你就特別注意是否必須尋求醫療的協助了。在這裡，有些徵兆必須更小心注意，是否已經變嚴重了。下面可以提供一些參考，如果有這些現象的話，要格外的小心！

1. 當胃食道逆流症的症狀一周發生三次以上。
2. 當你的灼熱感、胸部疼痛的感覺及逆流逐漸變嚴重更明顯。
3. 當你疼痛或灼熱感，會影響到你呼吸順暢性的時候。
4. 當你的疼痛讓你整晚無法順利睡眠。
5. 這些症狀持續發生六個月以上。
6. 當你有持續性且無法解釋的咳嗽。
7. 當你氣喘經由治療沒有辦法完全控制。

8. 當你因為胃食道逆流導致體重減輕時。
9. 當你吃飯時胸口下疼痛會加劇。
10. 使用坊間中和胃酸的藥物無法改善病情或更加嚴重的時候。
11. 當你有吞嚥困難的時候。
12. 當你睡眠時被嗆醒，或睡眠時會睡眠中止，或呼吸不順。
13. 有重複性的肺炎或支氣管發炎。

重點筆記

睡覺時被嗆醒、睡眠時呼吸中止、不舒服的症狀持續達六個月以上、灼熱感及胸口疼痛變嚴重時，就要記得立刻就醫。

13

吃藥也會造成胃食道逆流？

藥物的治療常會引發不可預期的作用，其中包括胃食道逆流、高血壓、低血壓，而不同劑型及種類的藥物會產生不同的作用。

答案是會的。現在的日常生活中無法避免藥物的使用，但是藥物的治療常會引發不可預期的作用，其中包括：胃食道逆流、高血壓、低血壓。

而不同劑型及種類的藥物會有不同的作用，例如臨床上使用的鈣離子通道阻斷劑，這種藥物會使平滑肌放鬆，會影響的器官包括：內臟、血管、括約肌等，也因此導致括約肌壓力下降，使下食道括約肌的放鬆造成逆流，或是使腸胃道蠕動變慢而造成便祕等。

我們經常使用的許多藥物，例如：阿斯匹靈（Aspirin）、抗生素、鐵劑、鉀離子補充劑、鈣片……等，這些藥物對食道黏膜都會有影響；食用時必須增加水分的攝取。

另外，像是四環黴素也會造成食道潰瘍，吃完飯後需立即服用，搭配大量的開水，服用後也不要立刻躺平或睡覺，以減少藥物在口腔及胃中停留的時間。

藥物名稱	藥物商品名	使用
Amitriptyline	Elavil	抗憂鬱劑藥物
Diazepam	Valium	抗焦慮
Ditiazem	Cardizem, Cartia, Tiazac	鈣離子通道阻斷劑——高血壓
Doxepin	Sinequan	抗憂鬱劑藥物
Felodipine	Plendil	鈣離子通道阻斷劑——高血壓
Imipramine	Tofranil	抗憂鬱劑藥物
Isosorbide nitrate	Imdur, Nitrodur	鈣離子通道阻斷劑——心絞痛

重點筆記

我們經常使用的許多藥物，例如：阿斯匹靈、抗生素、鐵劑、鉀離子補充劑、鈣片等，這些藥物對食道黏膜都會有影響，食用時必須增加水分的攝取。

案例分享

林小姐誤解藥物副作用而導致症狀加重

林小姐在多年前做了一次胃鏡檢查，診斷出逆流性食道炎，之後就開始服用氫離子幫浦抑制劑。不過根據健保給付原則，制酸藥劑在治療有一定的療程，療程結束後，如果患者還是覺得不舒服，就需要再做胃鏡檢查。

因為做胃鏡會有不適感，所以療程結束後，林小姐有一至兩年期間沒有再接受胃鏡檢查，不舒服的時候就自行至坊間藥局購買氫離子幫浦抑制劑服用。

某天，她在新聞及報章雜誌看到「長期服用胃食道逆流藥劑會有骨質疏鬆的風險」的資訊，影響到她服用藥物的規律性，只有在非常不舒服的時候，她才會服用藥物，但是胃食道逆流症的問題卻一直未見改善。

第二次再度做了胃鏡檢查，檢查結果為逆流性食道炎，醫師再度開立氫離子幫浦抑制劑的處方，但她內心仍擔憂骨質疏鬆的副作用，所以沒有按照醫囑服藥，不過醫師特別就該藥物的研究報告結果做說明，才因此解決了她對使用藥物的疑慮。

目前林小姐已經配合醫囑服用氫離子幫浦抑制劑，一天一顆，服用時間在晚餐前15～30分鐘內，效果比較好，晚餐後也比較不會產生胃酸，睡眠不會因為胃酸逆流醒來而導致睡眠中斷。

由於白天大部分都在走動、站著、坐著，比較不會感到不適，但午休時間，如果身體姿勢低過四十五度斜躺，就會產生胃酸，而壓力與情緒也會影響服藥的有效性，當情緒不好、工作緊繃、生活節奏過快時，藥效也會不盡理想。除此之外，規律的運動也是重要關鍵，飯後30分鐘後，慢走、快走，都是能夠改善不適的方法。（請參照書中第二章Q25：藥物的副作用）。

14

胃食道逆流症會導致巴瑞特氏食道病變？

造成巴瑞特氏食道（Barrett's esophagus）病變，通常是因為胃酸跑到食道轉變成慢性食道發炎，導致食道黏膜型態改變而造成。

會造成巴瑞特氏食道病變（Barrett's esophagus），通常是因為胃酸跑到食道轉變成慢性食道發炎而導致食道黏膜型態改變，這種改變可經由胃鏡的檢查發現，在巴瑞特氏食道變型組織細胞切片中，食道細胞病變的症狀，是遠端食道黏膜的鱗狀上皮細胞由柱狀上皮細胞所取代的病變，呈現不正常組織型態的表現。

例如：化學工程師如果手部皮膚常會觸碰到強酸或

．內視鏡下的巴瑞特氏變型．

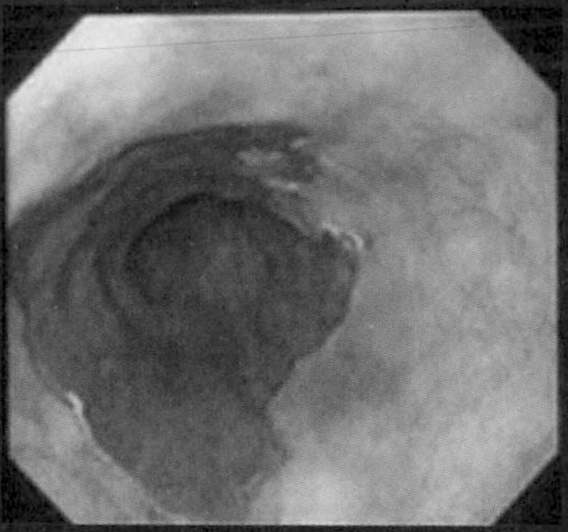

巴瑞特氏變型的病理發現：鱗狀上皮被柱狀上皮所取代

強鹼的溶液，初期皮膚可能只是乾燥、龜裂、潮紅、落屑、皮膚增厚，但久而久之化學性物質可能引起皮膚、黏膜或組織的傷害，使深層細胞變性，皮膚外觀變為燒燙傷或灼傷，甚至連神經感覺都容易有病變，進而引發皮膚癌的可能，而巴瑞特氏食道變形也是如此。

巴瑞特氏食道病變容易造成食道癌

巴瑞特氏食道變形是食道黏膜改變的臨床病症，有些文獻發現巴瑞特氏食道與食道癌有關聯性，因為反覆的食道黏膜受損，造成食道結構產生變化，這些改變會對核甘酸造成傷害，細胞型態及其生長功能受到破壞，以致食道癌的機率提高。

台灣食道癌的機率約在1%以下，八成是鱗狀上皮細胞癌，其他則是與逆流有關的柱狀上皮細胞癌（參考Q36）。但是，如果有胃食道逆流症卻沒有得到正確的治療，相對的，也就更容易增加得到食道癌的機會；因此，臨床上患有巴瑞特氏食道變形的病患，必須要定期以胃鏡的追蹤檢查，才能避免食道發生腫瘤的機會，也可以知道食道早期的病變或是食道炎等病灶。

有3～5%的胃食道逆流患者也有巴瑞特氏食道病變，通常患有巴瑞特氏食道病變的患者也會有慢性胃食道逆流症的症狀，這些症狀和巴瑞特氏食道的嚴重程度並沒有正負相關性，巴瑞特氏食道病變在歐美國家較常見，可高達10～15%，台灣的盛行率約5%以下。

巴瑞特氏食道病變主要的診斷是經由胃鏡檢查切片，再由病理科醫師做判斷，是否食道正常黏膜組織有無轉變成特異性的小腸黏膜細胞所取代，這些細胞在小腸裡是正常。

換言之，發現食道黏膜細胞轉變成小腸黏膜細胞是不正常的，通常這種病情患者有必要長時間定期的檢查。

重點筆記

臨床上患有巴瑞特氏食道變形的病患，必須要定期以胃鏡的追蹤檢查，才能避免食道發生腫瘤的機會，也可以知道食道早期的病變或是食道炎等病灶。

15

什麼是「咽喉逆流」？

咽喉逆流是代表胃酸已經到咽喉造成傷害，造成部分聲帶及食道受影響，如果你的聲音突然發生改變就需要特別注意。

咽喉逆流是代表胃酸已經到咽喉造成傷害，造成部分聲帶及食道受影響，從生理結構來剖析，咽喉是最靠近食道的結構體。如果你的聲音突然發生改變就需要特別注意，進一步讓耳鼻喉科醫師檢查聲帶是否因為胃食道逆流有受傷或發炎的現象。

咽喉逆流不一定就是胃食道逆流

咽喉逆流患者除了有慢性咽喉的不舒服，可能還會有聲帶沙啞、疼痛……等表現，這些可能都與逆流有關，嚴重可能會造成氣管狹窄、聲帶長繭、變形，甚至會產生瘜肉。

然而，造成咽喉癌卻是比較少見的，其實咽喉癌與抽菸、吃檳榔有關；反之，沒有這些習慣的人卻得到咽喉癌，也許就與胃食道逆流的症狀有相關。一旦懷疑自己有咽喉逆流，就需要尋求醫療的診斷確定是否得到胃食道逆流症，通常接受治療後症狀都可緩解。

另外，「喉球症」是喉嚨一直有卡卡或東西頂住的感覺，發生的病因並不是很明確，可能與生活壓力、焦慮、食道敏感或食道功能異常有關。如果不是胃食道逆流症造成，治療只能達到部分效果，若是症狀很明顯者，還是建議尋求專科醫師的診斷與治療。

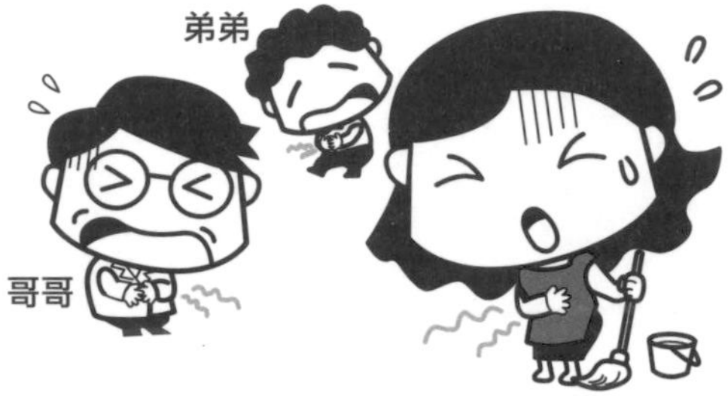

重點筆記

喉球症發生的病因並不是很明確，可能與生活壓力、焦慮、食道敏感或食道功能異常有關，需要尋求專科醫師的建議。

16

胃食道逆流會導致慢性咳嗽？

有很多不同的原因都會造成慢性咳嗽，有些患者可能是有氣喘、鼻水倒流、肺炎、支氣管炎、胃食道逆流症等，都有可能會導致。

所謂的「慢性咳」是代表咳嗽的症狀已經持續超過三個禮拜，而且咳嗽的原因通常是想把痰液排出到胸腔外，因為我們氣管的神經可以感應到黏液、異物刺激、過敏物質等刺激神經，因而引發咳嗽。

還有很多不同的原因會造成慢性咳嗽。有些患者可能是有氣喘、鼻水倒流、肺炎、支氣管炎、胃食道逆流症……等，也可能會導致慢性咳嗽。而胃酸往上跑到咽喉與氣管，也會因神經的反射而產生咳嗽來保護氣管。

慢性咳嗽可能會造成胃食道逆流

根據文獻報告，慢性咳嗽與胃食道逆流有關係，有一部分慢性咳嗽的病患會合併胃食道逆流症典型的症狀，胃食道逆流症在一些肺病、氣喘、慢性胃炎等疾病中扮演一定重要的角色，有這個問題的患者可以服用一般的中和胃乳劑，觀察症狀是否有改善，或用二十四小

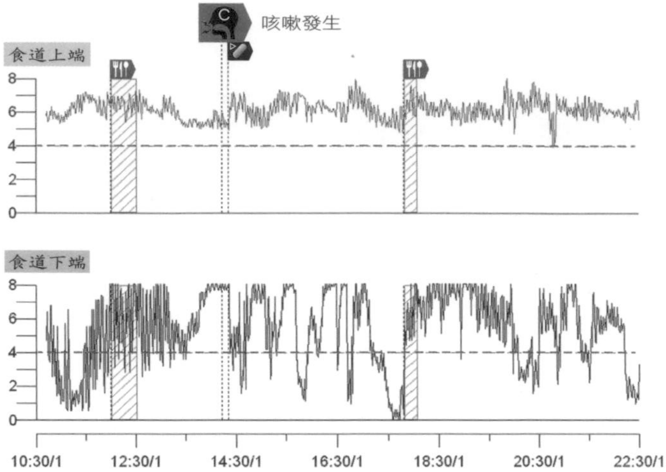

這是一位病患的 24 小時酸鹼測定的結果，紀錄食道的上端及下端的變化，橘色虛線下是屬於不正常的逆流。因此，由上面的圖可以觀察到病患在 14 點 31 分有咳嗽的症狀，同時也明顯觀察到下端食道有胃酸逆流的產生。

時酸鹼測定來診斷，這些檢查皆可用來判斷慢性咳嗽是否與胃食道逆流症狀有關。

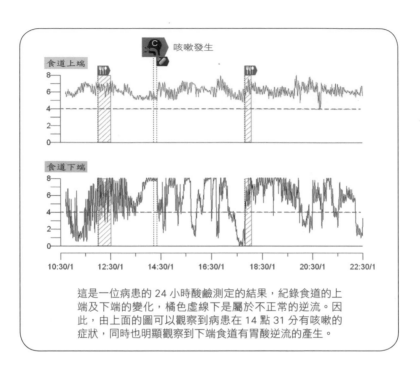

17

胃食道逆流症會導致胸痛？

導致胸痛的原因很多，胸壁、胸部肌肉、肋骨、胸軟骨都有可能是導致疼痛的原因。如果胸痛經過檢查結果確認與心臟無關，才能懷疑是胃食道逆流。

導致胸痛的原因很多，例如：胸壁、胸部肌肉、肋骨、胸軟骨都有可能是導致疼痛的原因。另外，胸痛也可能來自不同的器官，像是：心臟、肺臟、食道；因此，疼痛的種類及特性會因為不同的器官而有所差別。

然而，在某些情況下，心臟與胃食道逆流症造成的胸痛不容易區分，但是心臟造成的胸痛可能會有立即性的危險。因此，如果你有胸痛的情況須格外小心，尋求醫師診斷及治療，檢查是否是心臟或是胃食道逆流症所導致。

非心因性的胸痛通常與飲食有關

如果胸痛經過檢查結果確認與心臟無關，才能懷疑是胃食道逆流。通常胸痛如果不是心臟造成，稱作「非心因性胸痛」，其胸痛的症狀可能與進食或是飲食有關，像是飲用冰冷的食物、吞嚥時產生的症狀，所以也有人發現吃了胃藥後可改善胸痛。

如果你有這種情形，得到胃食道逆流的機率是相當高的，因為這樣的情況有可能是有胃食道逆流症所導致胸痛。

另外，如果不是胃食道逆流，就需要做其他的檢查來釐清病因，例如二十四小時酸鹼測定檢查來評估是否因為心因性的疾病，或是食道機能檢查評估是否有食道蠕動異常，這些檢查都有助於讓我們瞭解胸痛真正的病因。

另外，治療非心因性的胸痛，除了胃食道逆流的治療之外，有時胃食道逆流的原因也許與生活壓力、緊張皆有關。因此有胸痛產生時，你仍然需要小心，並且尋求醫師的診斷及治療。

重點筆記

如果胸痛經過檢查結果確認與心臟無關，才能懷疑是胃食道逆流症，如果不是胃食道逆流，就需要做其他的檢查來釐清病因，幫助我們瞭解胸痛真正的原因。

張先生暴飲暴食導致胸悶而看錯科別

張先生回想他在學校擔任教官時，是坊間199吃到飽自助餐、火鍋最盛行的時候，於是三五好友相約午餐常是到199餐廳暴飲暴食，吃一餐抵三餐，而且吃飽後還有一小時的午休時間常是躺平睡個午覺，或許，在那時候早已有胃酸逆流的症狀。張先生是在六、七年前開始感到胸口灼熱、悶，因罹患高血壓的關係，每三個月會到心臟內科就診，再加上時常呼吸只有吸進七成的氧氣，於是在心臟科做了很多檢查，這樣經過一年仍未好轉，在心臟科醫師建議下轉診腸胃科，經一系列的腸胃科檢查，才知道是胃食道逆流症造成的病狀。雖然他的食道功能正常，例如在二十四小時的酸鹼測定時，發現每當他的胸口灼熱、胸悶發作時，胃酸甚至嚴重逆流到食道，在發現病症、定時服藥後，不舒服的症狀也很快獲得改善。

Part 2
胃食道逆流症的診斷與治療

18

我該看中醫還是西醫？

中醫臨床上會根據患者的體質與病程等因素，將胃食道逆流分為：肝氣犯胃、痰熱鬱阻、胃陰不足、脾胃虛弱等證型。

中醫於治療上使用藥物和針灸，也能減輕、改善胃食道逆流的狀況。中醫上將胃視為一個受納的器官，人體氣血的營養來自於脾「胃」所消化吸收的水穀之氣。

而胃食道逆流的致病原因為憂愁思慮，或是情志不暢而傷害脾胃的功能，還有飲食失節、勞累過度也會致使痰、氣、瘀互結，於食道導致胃氣上逆、升降失序，從而產生燒心感、泛酸及吞嚥不順等症狀。

中醫的角度來看胃食道逆流症，類似於中醫病名中的「心下痛」、「胃脘痛」、「痞滿」、「噎膈」、「吞酸」、「嘈雜」等名稱，其主要的病理機轉為「胃失和降、濁邪上逆」。

中醫臨床上分為許多證型

中藥治療原則為：和胃、降逆、治酸。依據病證還會配合疏肝健脾之品。臨床上會根據患者的體質與病程等因素，將胃食道逆流分為：肝氣犯胃、痰熱鬱阻、胃陰不足、脾胃虛弱等證型，分別採用疏肝和胃、瀉火降逆、消食降逆、養胃降逆與健脾和胃之法。

其中，疏肝降逆多用「半夏厚朴湯」，瀉火降逆選用「竹葉石膏湯」、「左金丸」，消食降逆用「保和丸」，養胃降逆選用「麥門冬湯」，健脾和胃多用「丁香柿蒂湯」或「香砂六君子湯」。而中藥的制酸藥多用烏賊骨、牡蠣、白芨等。

「針灸」也是治療胃食道逆流症的另一種選擇，通常是病患已經使用慢性藥物治療後，再予以針灸的方式來改善病患胃食道逆流的症狀。目前的研究認為，針刺「內關穴」可以減少食道放鬆的次數，減輕胃食道逆流症的產生，這種針灸治療的方式並不會影響到括約肌的壓力及功能，這個方式也可以用來治療一些在藥物使用上效果不理想的病患。

中醫的針灸治療再加上藥物規律服用，可以明顯的改善胃食道逆流症的症狀，同時也可以改善夜間胃食道逆流的併發症。

西醫可確實檢查及掌握病程

從西醫的角度來看，胃食道逆流是因為胃酸逆流到食道所造成，臨床上主要採用胃鏡檢查食道黏膜的變化，診斷方面則是用二十四小時酸鹼測定儀來測定是否有胃酸的暴露。

但是，不管是看中醫或是西醫，如果有胃食道逆流的症狀，初期就尋求治療，可以掌握胃食道逆流病程的發展、食道狹窄，及癌症的風險。

重點筆記

不管是看中醫或是西醫，如果有胃食道逆流症狀，初期就尋求治療，可以掌握胃食道逆流病程的發展、食道狹窄及癌症的風險。

19

需要照胃鏡嗎？照胃鏡會不會痛？

胃鏡檢查可以幫助醫師觀察整個上消化道的狀況及病變，並做治療，過程中確實有咽喉不適、上腹部脹氣等不適，但患者可選擇使用「無痛麻醉」。

「胃鏡」的全名其實是「食道、胃、十二指腸鏡（EGD）」，是利用一條直徑約一公分的黑色塑膠包裹著光纖維的細長管子，利用照相原理將管線送入胃部，檢查的部位為食道、胃、十二指腸，可以幫助醫師清楚觀察整個上消化道的狀況及病變，例如：潰瘍、瘜肉、發炎、腫瘤、出血源……等，並做進一步的治療。

通常做這類檢查的患者，可能是有非常頻繁的胃食道逆流症的症狀及引發的身體的不適，例如：吞嚥困難、明顯的胸部疼痛等。

50%檢查者會出現不正常現象

通常有半數的胃食道逆流症病患在胃鏡的檢查中，可以看到不正常現象，例如：食道黏膜有無破皮、發炎、巴瑞特氏變形病症等。當然有一些患者會有吞嚥困難、食道狹窄、病變產生，胃鏡可以提供詳細的參考資料，評估是否為食道癌的高危險性，或是胃癌的家族史的患者。

目前，胃鏡檢查都是常規而且很安全的檢查，臨床上也很有效益，但確實會帶來一些過程中的不適，例如：咽喉不適、上腹部脹氣，胃鏡檢查可以使用「無痛麻醉」的方式讓患者選擇。但有些人對麻醉有不良反應，例如：高血壓，心臟病等患者，醫生必須更小心注意是否無出血、穿孔。

檢查後喉部會稍感不適

胃鏡檢查發生併發症的機率為千分之一以下，做完檢查後，喉部會有不適的感覺，這種感覺可能會持續幾天，例如可能會有壓痛的感覺及輕微的黏膜受傷。當然在做檢查之前，如果你有疑問是一定要向醫師提問，瞭解並同意後再簽署檢查的同意書。

胃食道逆流症的內視鏡檢查

內視鏡的觀察是目前用來檢測胃食道逆流性食道炎的標準，也能

·內視鏡診斷胃食道逆流症的臨床分期·
洛杉磯分類

A 級	B 級	C 級	D 級

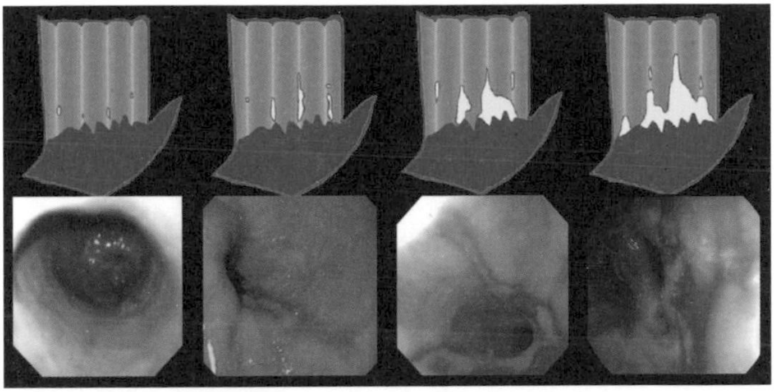

A 級	B 級	C 級	D 級
黏膜受損範圍小於 5mm	黏膜受損範圍大於 5mm	融和性的黏膜受損面積小於食道內圈總面積的 75%	融和性的黏膜受損面積大於食道內圈總面積的 75%

摘錄自 Lundell et al. Gut. 1999；45：172-180

評估嚴重程度，目前一般腸胃科醫師最常參考的是國際通用的洛杉磯分類，可分為A、B、C、D四個等級，A等級較輕微，黏膜受損範圍小於5 mm，也是台灣目前最常見的程度。

臨床研究上更發現，患者自覺的症狀通常和內視鏡檢查後的嚴重程度不一樣，臨床上甚至有些人雖然有胃食道逆流症狀，但胃鏡檢查卻是正常的。

20

還有哪些檢查可以診斷胃食道逆流症？

二十四小時酸鹼測定儀檢查，是最常見的胃食道逆流診斷檢查，雖然管線需經由鼻腔至食道，但因管線十分細小，不會影響患者生活起居與飲食，也不會造成不適。

台灣目前進行胃食道逆流診斷的方式，醫師會先採用胃鏡檢查，透過胃鏡找出食道黏膜因胃酸造成的黏膜傷害，包括：紅、腫、破皮，甚至潰瘍……等狀況，但這只是間接性診斷食道是否受傷的方式，對於用藥治療的評估與療效也可能有所限制。

酸鹼測定儀或多管腔食道內阻抗及酸鹼度測定

臨床上，用於確立胃食道逆流診斷之檢查，為二十四小時酸鹼測定儀檢查。這個檢查方式是透過非常細小的管線，管線一端連接主機，進行監測記錄；另一端則是感應器，經由鼻腔進入食道，將端點置於胃食道括約肌上方的定位點，透過管線傳導訊息，隨時監測定位點的酸鹼值，再將資訊傳輸主機，正常食道胃酸暴露率約小於4％。

雖然管線需經由鼻腔至食道，但因管線十分細小，不會影響患者

・胃酸暴露率與症狀吻合・

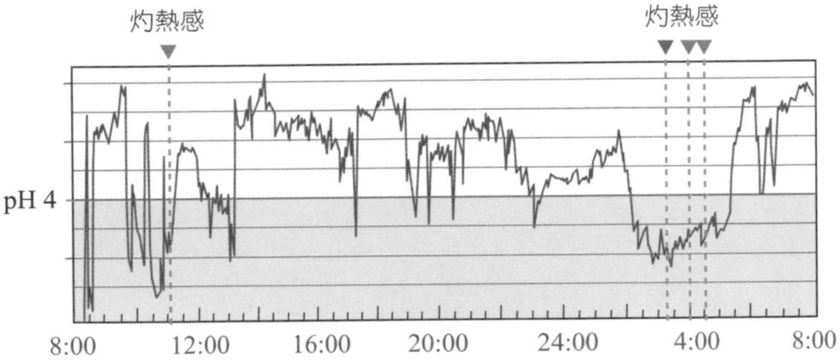

食道胃酸異常暴露率

全部	19.0%
坐立	9.9%
臥床	31.8%

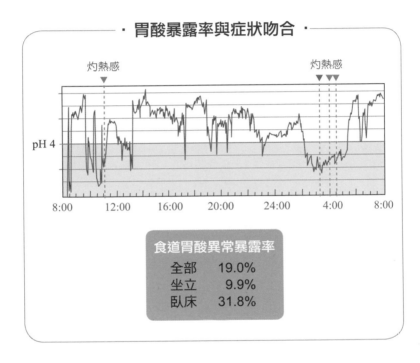

生活起居與飲食，也不會造成不適。主機儀器大小約手掌大，可以像手機一樣隨身側背攜帶，監測二十四小時的酸鹼測定的同時，患者需記錄自己的用餐時間、不適症狀產生時間、口服藥物時間、姿勢改變時間……等。

進行一日的監測後，將主機資料透過紅外線傳輸送至電腦內，並搭配患者記錄單，可找出患者是否真是胃食道逆流患者，以及發作情形與用藥評估。

二十四小時酸鹼測定儀的優點，是可以直接測量食道暴露於胃酸下的時間，建立黃金標準，是客觀且科學的證據，再加上搭配患者的各項紀錄，不但可以評估用藥成效，也可以分析酸鹼值與疾病症狀的相關，例如：睡覺時逆流嚴重，就表示這個患者的病情正趨於嚴重，必須按照檢查結果加以判斷和治療。

另外，為敏感性體質的患者，即使已經沒有胃食道逆流發生，但因食道長期受傷，過度敏感，透過上述的檢查，可以確定是否屬於這一類患者，而給予正確的治療。

目前，多管腔食道內阻抗及酸鹼度測定儀器，適用於使用標準劑量之氫離子幫浦抑制劑之後，症狀仍無法完全緩解者，即所謂難治療性胃食道逆流症之患者。

其發生原因錯綜複雜，包括：藥物順從性不佳、胃排空遲緩、合併其他功能性胃腸道障礙，或精神疾患及氫離子幫浦抑制劑生體可用率不佳等。此測量儀器可同時偵測酸鹼度及食道電阻力。

簡而言之，可藉由電阻力來偵測任何物質穿越食道的特性，因而提供全方位逆流物質的特性，能進一步將逆流分為酸性及非酸（弱酸）兩大類，對於胃食道逆流疾病的診斷與治療後評估皆佔有重要地位。

重點筆記

酸鹼測定儀大小約手掌大，可以像手機一樣隨身側背攜帶，監測二十四小時的酸鹼測定的同時，患者需記錄自己的用餐時間、不適症狀產生時間、口服藥物時間、姿勢改變時間等。

案例分享

翁先生
不良的生活習慣引發咳嗽

翁先生，57歲，平常胸口有逆流的感覺，到了晚上常有喘不過氣的情形，近期不明原因的常常咳嗽，而尋求胸腔內科門診。

經胸腔內科醫師轉介至腸胃內科後，腸胃內科醫師開始安排胃鏡檢查，檢查結果是他有輕微的逆流性食道炎，之後再進一步的安排二十四小時酸鹼測定儀的檢查後分析數據發現，每當他發生胃食道逆流時與其咳嗽症狀之時間是同步發生的。

藉由這位翁先生的症狀，我們可以知道胃食道逆流症，也可能是導致慢性咳嗽原因。

21

何謂食道功能檢查？

食道功能檢查就是診斷食道功能是否正常，檢查的過程不需要麻醉，過程中只要請患者做幾次的吞嚥動作，測試食道將食物送到胃的運作是否正常。

食道功能檢查，顧名思義，就是診斷食道功能是否正常，它可以觀察食道的吞嚥及排空的功能。食道的功能包括食物從口腔至食道，最後到胃的過程，都必須仰賴食道收縮功能的表現。而食道體的上下兩端各有括約肌，吞嚥時可以放鬆壓力，才能順利讓食物通過。

這檢查可以發現生理現象下食道括約肌的壓力是否正常，例如壓力是否太高或太低。伴隨著電腦科技的進步，新的食道功能檢查儀器日新月異，傳統的食道功能檢查只有3～8個紀錄的位置，而新的高解析食道功能檢查（high resolution manometry（HRM））則是利用36個相隔1公分的壓力紀錄點，加上電腦程式組合成高解析食道壓力圖。

目前高解析度食道功能檢查已取代傳統食道功能檢查，這項檢查對於胃食道逆流及難治性胃食道逆流診斷，以及食道功能障礙，皆能夠提供完善的檢查結果。

高解析度食道功能檢查

檢查的過程不需要麻醉，管子是從鼻子放置到食道中，而管子的管徑寬度約4釐米，過程中會請患者做幾次的吞嚥動作。這部儀器可以測試每一次吞嚥時，食道將食物送到胃的運作是否正常。此外，也測量下食道括約肌鬆弛的程度，這樣可以讓醫師判讀壓力是否正常。

高解析度食道功能檢查，提供我們放置二十四小時酸鹼測定儀位置的重要數據，高解析度食道功能檢查不僅可以診斷出與胃食道逆流症相關之食道功能失調，還可以作為食道功能不良疾病的早期診斷與術前評估，尤其是針對臨床上食道遲緩不全的病患，能有早期的發現與治療，並給予完整的術前評估。

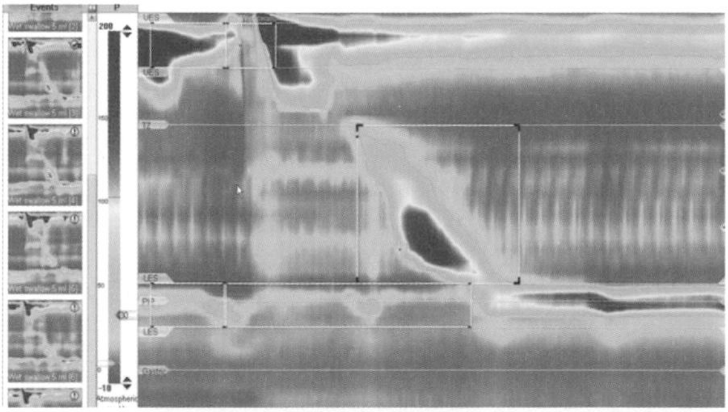

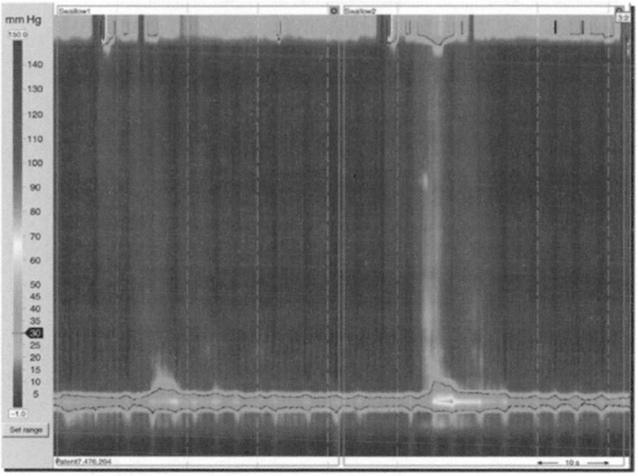

圖一：正常之高解析食道壓力圖
圖二：食道遲緩不全症高解析食道壓力

重點筆記

高解析度食道功能檢查不僅可以診斷出與胃食道逆流症相關之食道功能失調，還可以作為食道功能不良疾病的早期診斷與術前評估。

22

什麼情況下必須要立即檢查評估？

如果發生胃食道逆流症的症狀及頻率，一個禮拜有超過三次以上，或是症狀長達六個月以上，就表示食道有某種程度的受傷，必須立即請醫師評估。

當發生胃食道逆流症的症狀及頻率，一個禮拜有超過三次以上，或是症狀長達六個月以上，就表示食道有某種程度的受傷，必須立即請醫師評估。胃酸會造成食道受傷而造成食道發炎，通常在胃鏡檢查的病患中有50％的病患有此現象。

如果有吞嚥困難、喉嚨卡卡的感覺時，建議你應該看醫師，因為胃食道逆流會讓食道結構異常，可能導致食道的管腔變小，例如食道狹窄、食道癌等。

上消化道內視鏡也有如下的適應症：

1. 藥物治療成效不彰顯，仍持續有胃食道逆流症狀者。
2. 患嚴重糜爛食道炎患者，可以作為後續追蹤的參考，並排除巴瑞特氏食道變形患者。
3. 食道狹窄與復發性吞嚥困難症狀的病史。

4. 年齡大於四十歲，有新的消化不良症狀和其他危險因素（夜間胃食道逆流、橫膈裂孔疝氣、身高體重指數（BMI）增加、腹部脂肪堆積、有抽菸者）。

合併體重減輕則須特別注意

如果胃食道逆流症狀又同時合併有體重減輕的情形，通常可能會有腫瘤產生，需要小心注意。一般來說吞嚥困難的症狀，是否能反應為食道良性病變，例如食道狹窄、食道癌，這很難在症狀間得到正確的答案，因此如果你有上述的情形，就必須儘快尋求醫師的協助。

23 何謂幽門螺旋桿菌，會造成胃的傷害？

幽門螺旋桿菌是一種微需氧的細菌，喜歡寄生在胃酸較低的胃黏液或胃黏膜細胞之上，會產生毒素破壞保護黏液細胞，如果細胞受到明顯的破壞，可能造成胃酸侵蝕到胃的正常組織而導致潰瘍產生。

幽門螺旋桿菌是一種革蘭氏陰性、微需氧的細菌，喜歡寄生在胃酸較低的胃黏液或胃黏膜細胞之上，在口腔中也可發現。很多人都有幽門桿菌感染的情形。

開發國家比開發中國家得到的比例更少，台灣大約有40～50％的人口裡會有幽門螺旋桿菌的感染。而未開發國家，因為衛生狀況不良或飲用水資源缺乏，會飲用一些地下水或其他的水資源等，幽門桿菌的比例明顯可高達75％以上。

地下水常是感染源

幽門螺旋桿菌的傳染途徑並沒有非常明確的研究證明，但通常認為傳染途徑是口與口、口與糞便的方式來傳染，包括使用共同的餐具、牙刷及飲用水杯子、人類糞便汙染到飲用水源，例如：地下水感染等。

大部分有幽門螺旋桿菌感染的人，沒有特別的症狀，並不是所有感染幽門桿菌的人都會產生幽門螺旋桿菌所容易引發的合併症，例如：十二指腸潰瘍、部分性胃潰瘍等，也不會直接造成胃食道逆流症的症狀及食道的潰瘍。不過，有時候幽門桿菌確實會造成十二指腸的刺激，讓胃不舒服。

幽門螺旋桿菌造成的嚴重潰瘍症狀可能會有噁心、嘔吐、及含血液的嘔吐物、大便可能會解黑色糞便，甚至嚴重時需要緊急就醫。

毒素破壞保護胃的黏液細胞

通常胃會製造胃酸來消化食物，而胃的細胞黏膜會保護胃壁，然而幽門螺旋桿菌會寄生在黏膜保護層裡面，幽門螺旋桿菌本身會產生毒素破壞保護胃的黏液細胞，如果細胞受到明顯的破壞，可能造成胃酸侵蝕到胃的正常組織而導致潰瘍產生。

根據科學文獻發現，幽門螺旋桿菌的感染會導致胃食道黏膜的保護胃壁機能受損，增加胃癌的罹患機率。通常幽門螺旋桿菌的診斷可分為侵入性或非侵入性的檢查，可以由此得知是否感染。

最常見的是，使用人類尿液裡的排泄廢物「尿素」來做測試。因為人類無法代謝分解尿素，但幽門螺旋桿菌可以分解尿素，所以很多檢查幽門桿菌的方法，例如：尿素吹氣測試。

這種測試，會請病患先飲用含有雷射反應物質的尿素，待一段時間後要吹氣，正常狀況下吹出來的氣體不會含有尿素雷射反應物質，如果在二氧化碳中有尿素就表示你有幽門螺旋桿菌的感染。

當然也可以接受抽血方式，直接檢查有無幽門螺旋桿菌的抗體，通常陽性表示你有過感染，但有個問題，檢查的結果不管是感染，或是感染後不論治療是否成功，結果都是呈現陽性。

還有一種侵入性的檢查，這就必須做胃鏡檢查時，在胃鏡下做胃竇的切片，之後會送至病理科檢查切片是否有細菌的存在。或是直接做尿素方面的檢驗，此時會用含有尿素的試紙片檢測切片是否會引發試紙變色，來檢測有無幽門螺旋桿菌感染（Rapid urease test）。

過去研究也陸續發現一些間接證據，比起一般未感染者，感染幽門螺旋桿菌的人確實有較高的機會得到胃潰瘍、十二指腸潰瘍、胃淋巴癌以及胃癌等疾病，因此不管檢查的結果是否呈陽性，也不管你有沒有出現症狀，應該都要盡量接受治療。

幽門螺旋桿菌的感染與胃食道逆流症的發生並無直接的關係。

24

藥物治療有哪些？

中和胃酸劑、黏膜附著保護劑、腸胃蠕動促進劑及第二型組織胺接受器阻斷劑、氫離子幫浦抑制劑等，都是常見的胃食道逆流治療藥物。

（一）中和胃酸劑（Antacids）

中和胃酸劑是一種常用來中和胃酸的抑制劑，例如坊間的胃乳片，它可以提供發生立即性症狀的改善，中和胃酸劑皆可以在一般的藥局買到，而且不需要醫師的處方。

它的劑型有：藥丸、藥粉、咀嚼片，主要的目的是提供一個介質來阻斷食道胃酸的產生，這些中和胃酸藥物都是第一線治療輕微的胃食道酸逆流症的症狀。

然而，一般人並不知道正確的服用方式，這些藥物有時候必須要在進食前服用或是空腹食用，所以必須要瞭解藥物服用的時間，以免影響到藥物的效果。

這些藥物會與接下來討論的藥物，例如：第二型組織胺接受器阻斷劑（H2-blocker）及氫離子幫浦抑制劑（Proton pump inhibitor）等藥物，這些藥物的效果會比中和胃酸劑來的更有效。

（二）黏膜附著保護劑（Mucosa protecting agents）

這個藥物是一種黏膜附著保護劑，像是Sucralfate，成分是氫氧化鋁蔗糖硫酸鹽複合物，早期用於消化性潰瘍。主要作用是對發炎的黏膜組織形成保護層，避免黏膜被胃酸侵蝕，幫助抵擋胃酸、消化酶及膽汁的傷害，這種型態的藥物也會促進黏膜分泌、碳酸氫鈉的產生，幫助黏膜傷口癒合。

然而，黏膜附著保護劑對輕度的食道炎有效。研究也證明，這種藥物對於胃鏡檢查結果為正常的胃食道逆流症病患有效。但此類藥物比氫離子幫浦抑制劑對食道逆流患者治療效果較差。

建議一天服用四次，臨床上未有顯著的重大副作用，但是可能會有便祕的副作用，有胃食道逆流症的懷孕婦女可以使用，此藥物不會影響母體及胎兒的安全。

另外，在胃食道逆流症的治療角色裡，此藥可以當作額外輔助型的治療，例如當你已經使用氫離子幫浦抑制劑後又產生症狀時，可以再服用黏膜附著保護劑。

（三）海藻酸（Algoinic acid）

海藻酸藥物本身不是制酸劑，當一般人在飯後時，食糜進入胃部後會胃酸中和，胃部底端的胃液酸鹼值受到食物中和影響，胃的酸性下降。但胃頂端的胃液酸鹼值仍介於1.6左右，這種未被中和的酸液，我們俗稱「酸袋」。

此酸袋是胃酸逆流症的可能致病機轉，若服用海藻酸藥物則可中和此酸袋。而在胃食道逆流症患者，酸袋會較接近胃食道賁門附近，也就是胃食道交接口處，使用此藥物可有效降低胃酸逆流的產生。

海藻酸作用時間長達四小時療效。對於有夜間型胃食道逆流症患者而言，更可以提供長時間保護效果並改善睡眠品質。目前已有錠劑及懸浮劑兩種，非常方便病人使用。症狀輕微者可以嘗試海藻酸單獨治療，而臨床上較嚴重者，通常則可採用氫離子幫浦抑制劑治療或併用海藻酸治療。

海藻酸：用於治療胃酸逆流症的機轉

服用海藻酸可中和酸袋。在胃食道逆流症患者，酸袋會較接近胃食道交接口處，因而使用海藻酸可有效降低胃酸逆流的產生。

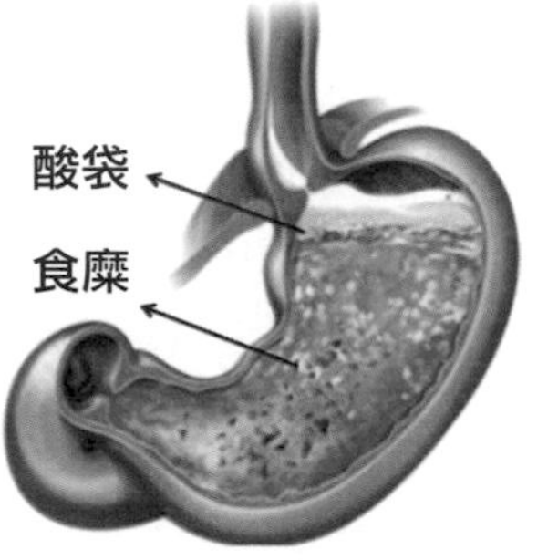

（四）腸胃蠕動促進劑（Prokinetics）

此藥物是可以改善胃食道逆流症之症狀，增加下食道括約肌的壓力、促進胃排空的能力、增加腸胃道的蠕動，但是在治療食道炎的效果非常輕微，而且也無法改善下食道括約肌的放鬆。

目前，這種藥物的使用上有阻礙的原因，是因為容易產生的副作用，這類藥物包括：多巴胺接受體拮抗劑（Dopamine-receptor antagonist）、擬膽鹼性藥物（Cholinomimetic），例如Primperan、DMP、Mosapride等，這類藥物可能會有一些神經學上的副作用，因而會影響其使用。

DMP 被廣為使用，它可以增加胃的排空，間接的改善胃食道逆流症，Mosapride 是 5-HT4 的接受體的促進劑，這類藥物也對腸胃蠕動有改善的效果。但是，這類藥物不宜單獨使用，需要依附在氫離子幫浦抑制劑，或是胃酸抑制劑等藥物下合併使用治療。

（五）第二型組織胺接受器阻斷劑（H2-blocker）

另一類的第二型組織胺接受器阻斷劑（H2-blocker），可以降低胃酸的分泌，很多這類的藥物在一般的藥房也可以買到，並不需要醫師的處方。這類藥物主要是阻斷組織胺的接受體，進而降低胃酸的分泌，這類藥物對輕微及中度的食道發炎，以及胃食道逆流症治療上，是有效。

在醫學報導及文獻中，證明它是可以治療輕微及中度的食道發炎症，此藥物在對於長期控制病情是扮演穩定病情的角色。通常藥物劑型的都是藥丸，服用藥物後需要一個小時，才能產生作用。當你有胃食道逆流症時，需要服用藥物的時候，這類藥物會比中和胃酸劑更來得有幫助。

（六）氫離子幫浦抑制劑（Proton pump inhibitor）

目前，氫離子幫浦抑制劑是被認為治療胃食道逆流症最主要、最有效的藥物。因為氫離子幫浦抑制劑可以完全阻斷製造胃酸的細胞分泌胃酸，為其優異的能力，被用來當作治療胃食道逆流症的最後一線藥物，因為是非處方藥物，這必須經由醫師的胃鏡檢查後，認為有病情有需要，才能開立此藥治療。

氫離子幫浦抑制劑的效果，會比第二型組織胺接受器阻斷劑更佳優異，對於很嚴重的胃酸逆流的合併症，或是逆流性食道炎、食道狹窄、巴瑞特氏食道變形都會使用此藥物。

它對於癒合傷口，至少需要持續服用八個禮拜。許多研究也說明，氫離子幫浦抑制劑對於食道發炎及其癒合能力，比第二型組織胺接受器阻斷劑來得更好。當然，如果使用第二型組織胺接受器阻斷劑效果不良，也可以換成氫離子幫浦抑制劑。

然而，氫離子幫浦抑制劑對於抑制胃酸相當有效，但此藥產生作

·氫離子幫浦抑制劑種類·

常見藥名	商品名	藥物劑量
Dexlansoprazole	Dexilant	60mg 1 顆 / 天
Esomprazole	Nexium	40mg 1 ～ 2 顆 / 天
Lansoprazole	Takepron	30mg 1 ～ 2 顆 / 天
Omeprazole	Omelon	20-40mg1 ～ 2 顆 / 天
Pantoprazole	Pantoloc	40mg 1 ～ 2 顆 / 天
Rabeprazole	Pariet	20mg 1 ～ 2 顆 / 天

用的時間較慢，可能需要幾個小時或一天的時間。所以，如果你有立即性的症狀，服用後無法立即緩解，通常是飯前服用，有些嚴重的患者一天可能需要服用二次。

很多人使用這類藥物認為沒有效，主要是因為使用藥物的觀念不正確。大部分這類藥物要在飯前十五到三十分鐘內服用（唯有Dexilant藥物可於任何時間服用，且一天只需服用一次），很多病患在起床後並沒有在正確服藥時間服藥，直到早餐後或是晚上有逆流時才服用。

通常，醫生會建議你在早餐前十五至三十分鐘內服用，如果一天須吃兩次，另一次可在晚餐前十五到三十分鐘內服用。正確的使用藥物，相信你的病症會有相當程度的改善及緩解。

重點筆記

一般人常不知道正確的服用方式，這些藥物有時候必須要在進食前服用或是空腹食用，所以必須要瞭解藥物服用的時間，以免影響藥物的效果。

25

藥物會有副作用嗎？

任何使用在醫療上的藥物都會有副作用，在胃食道逆流症藥物的副作用最主要與胃腸道相關的症狀為主。

任何使用在醫療上的藥物都會有副作用，在胃食道逆流症的藥物中，例如組織胺接受體阻斷劑都會有一些副作用，因為藥物最主要作用在胃腸道中，所以這些藥物的副作用，最主要與胃腸道相關的症狀為主。

最主要的副作用是腹瀉

5%的患者使用這些藥物後會產生類似噁心、腹痛、腹瀉等症狀，也有一些會產生便祕的情形，腹瀉是通常發生在服用氫離子幫浦抑制劑的患者，大約5～10%的患者服用後會有腹瀉情形產生。

這些藥物通常在身體裡面，經由血液循環進入身體而產生作用，也有些人服用這些藥物後會有引起頭痛，或是發生類似過敏的副作用，例如：起疹子、哮喘症狀、全身水腫、呼吸困難，這時候必須立即停止服用藥物。

某些組織胺接受體阻斷劑，甚至會有一些影響血球數目、血小板數目，肝臟功能會有一些情況，或是有些人的意識狀態會有影響，這些反應可能會在服用藥物後的任何時候產生，如果有這些嚴重情形產生，請立即請你的醫生給予臨床上的協助，解決你的病症。

胃乳片也會有副作用

胃乳片即中和胃酸劑，胃乳片的成分通常含有像是電解質的成分，例如：鹽類、鈉離子（sodium），這些成分會引起有些人身體的鹽分堆積過多，導致體內水量過多，尤其像是高血壓或心臟血管疾病，如果使用這些含有鈉離子成分的胃乳片，可能會增加這些有心臟血管疾病的風險副作用情形。

有些胃乳片含有鈣離子、鎂離子等成分，這些成分有時會引起腸胃不適，例如：鈣會引發便祕，鎂離子會引起腹瀉。所以使用胃乳片時，須注意自己的排便情形，是否因為使用胃乳片的成分而改變，或是是否有其他副作用。

另外，含鈣離子的胃乳片可能會引起我們的鈣離子吸收與平衡，

第二型組織胺阻斷劑及氫離子幫浦抑制劑之常見副作用

第二型組織胺阻斷劑 (H2 Blockers)	氫離子幫浦抑制劑 (Proton pump inhibitors)
便祕	頭痛
腹瀉	腹瀉
頭痛	便祕
噁心	
嘔吐	
意識混亂	
頭暈	
血球計數下降	
血小板計數下降	
口乾或皮膚乾燥	
性慾降低	
胸口疼痛	
起疹子	

所以使用含有鈣離子幫浦阻斷劑的高血壓藥物時，使用這些藥物須很小心，避免相關副作用的產生。有些含有鈣離子成分的胃乳片，可能會與口服抗生素產生藥物交叉反應，所以當你服用抗生素時，必須要小心使用含有此成分的胃乳劑。

26

我必須服用藥物多久？

就臨床經驗中，有些胃食道逆流症患者必須長時間、經年累月的服用這類治療胃食道逆流症的藥物。

通常胃食道逆流症的藥物治療中，如果是很嚴重的逆流性食道炎，就需要服用兩個月的藥物來癒合食道發炎，至於是否需長期服藥就要視臨床情形而有所決定。

胃食道逆流症服用藥物的時間長短受許多因素影響，基本上如果有逆流性食道炎症狀，通常就需要服用藥物兩個月（八周）以上來癒合食道發炎，然後再用兩個月的時間讓病情穩定下來。

良好的生活方式才能減少服藥

服用藥物四個月以後，要評估是否仍有胃食道逆流的症狀，例如在停止服用氫離子幫浦抑制劑之後，如果症狀仍然持續，就必須繼續服藥。就我的臨床經驗中，有些胃食道逆流症患者也需要長時間、經年累月的服用這類治療胃食道逆流症的藥物。

可以改變的是你的生活方式，像是有胃食道逆流症的患者，希望能夠停止服用藥物，但是又有體重過重的問題，這就需要先將體重降低，或者是生活方面有抽菸、喝酒，或是不正常的飲食習慣都應該盡量避免，才能夠減少服用藥物的時間。

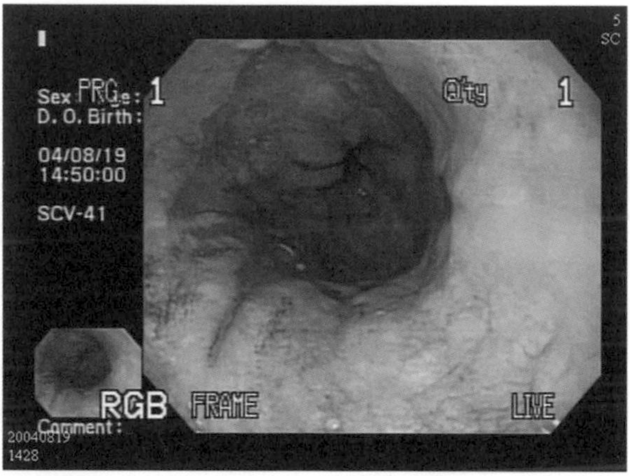

這是一位四十七歲男性的病人，過去有過洛杉磯分類 C 的逆流性食道炎，以及巴瑞特式變型，因接受一年的氫離子幫浦阻斷劑後，已經沒有什麼症狀。因此停藥六個月，在後來內視鏡發現仍舊有很明顯的食道受損；但並沒有任何的症狀。

重點筆記

服用藥物四個月以後，要評估是否仍有胃食道逆流的症狀，例如在停止服用氫離子幫浦抑制劑之後，如果症狀仍然持續，就必須繼續服藥。

27

藥物需每天服用或是有症狀時才服用？

中和胃酸劑例如胃乳片，就可以在症狀產生時馬上服用，但通常不建議每天服用。而第二型組織胺接受器阻斷劑可以每天服用。

中和胃酸劑例如：胃乳片，就可以在症狀產生時馬上服用，這是一種立即性的治療，但通常這種藥物都不建議每天服用。而第二型組織胺接受器阻斷劑可以每天服用，或是有發生胃食道逆流症狀的時候服用。

另外，氫離子幫浦抑制劑建議在症狀更明顯時，或是胃食道逆流症之症狀較嚴重時服用，它可以改善因為胃酸長期暴露於食道的合併症，例如：慢性食道發炎、食道狹窄，降低食道得到巴瑞特氏食道變形的機會。

嚴重胃食道逆流的患者需長期服用

當你的病情獲得控制穩定後，氫離子幫浦抑制劑可以預防食道發炎，所以在臨床上有些嚴重胃食道逆流的患者，就需要長期服用或一輩子服用氫離子幫浦抑制劑，這類藥物需要長期服用。唯一能夠改變

氫離子幫浦抑制劑

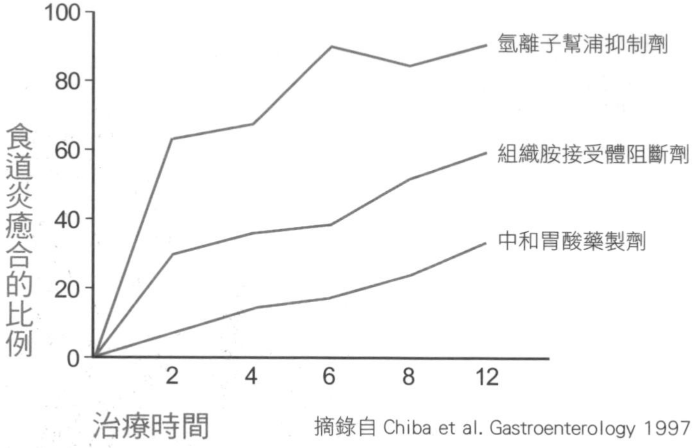

摘錄自 Chiba et al. Gastroenterology 1997

使用這些藥物的習慣，要從你的生活及飲食習慣來著手，或是選擇外科方式來治療。

重點筆記

氫離子幫浦抑制劑建議在症狀更明顯時，或是胃食道逆流症之症狀較嚴重時服用，它可以改善因為胃酸長期暴露於食道的合併症，例如：慢性食道發炎、食道狹窄，降低食道得到巴瑞特氏食道變形的機會。

28 什麼時候吃藥才會有效？

不同的藥物會有不同的藥物機轉，影響胃食道逆流症的治療效果。中和胃酸制劑對逆流的症狀是立即的，第二型組織胺接受器阻斷劑對於治療胃食道逆流症的症狀，是安全有效的藥物。

不同的藥物會有不同的藥物機轉，以影響胃食道逆流症的治療效果，「中和胃酸制劑」對逆流的症狀是立即的，然而它的缺點是對於症狀的緩解及其療效非常的短暫。

「第二型組織胺接受器阻斷劑」對於治療胃食道逆流症，是相當安全有效的藥物，例如：夜間型胃食道逆流症的病患可以服用，或在當應酬時有可能吃到重口味的食物時也可以服用。症狀比較嚴重者，可以每天服用，一天服用二至三次。

「氫離子幫浦抑制劑」具有以上兩類藥物的治療效果，但是此藥物需要二十四到四十八小時才能達到療效，服用一段時間後會經由血液循環來產生作用，這類可以經由血液循環影響製造胃酸的細胞，也是食物進到胃裡後最能達到抑制胃酸的時間。

務必提醒大家的是，氫離子幫浦抑制劑需要在飯前15至30分鐘內服用，才能達到最大的治療效果，並且可以持續6到18小時。（唯有Dexilant 藥物可於任何時間服用，且一天只需服用一次）

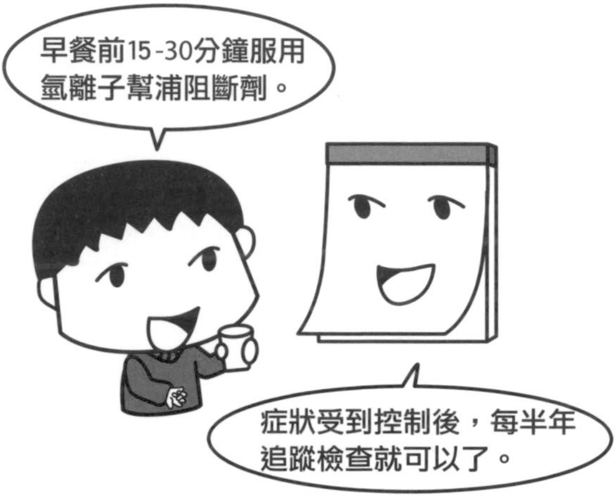
早餐前15-30分鐘服用氫離子幫浦阻斷劑。
症狀受到控制後，每半年追蹤檢查就可以了。

重點筆記

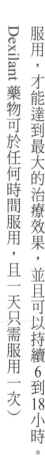

胃食道逆流症無法完全根治，經過醫師的診斷給予正確的投藥，病情穩定後必須持續的追蹤，所以除了醫師的診斷及治療，另一方面要保持良好的生活習慣以及飲食習慣，才能遠離胃食道逆流症的困擾。

29

胃食道逆流症可以根治嗎？

有醫學研究認為，胃食道逆流屬於慢性病，因為有很多病患在接受標準的胃食道逆流症治療後停藥，80％的患者還是會有症狀，因此無法完全根治。

這個問題答案是負面的。

「胃食道逆流症」目前被認為是屬於慢性疾病，主要的原因是病患的下食道括約肌功能異常，造成胃酸逆流，進而引發食道黏膜損傷，像是：食道發炎，嚴重的情況可能會有：食道狹窄、巴瑞特氏食道變形。

有醫學研究認為，胃食道逆流症屬於慢性病，因為有很多病患在接受標準的胃食道逆流症治療後停藥，但大部分的患者還是會有症狀，因此顯示胃食道逆流症無法完全根治。

有極少數的患者有胃食道逆流的症狀，胃鏡檢查結果卻呈現正常，這些患者沒有不正常的生活習慣，經過治療後可以持續一段時間，完全沒有胃食道逆流的症狀產生。

雖然胃食道逆流無法完全根治，但醫學上認定，經過醫生的診

·胃食道逆流是慢性病·

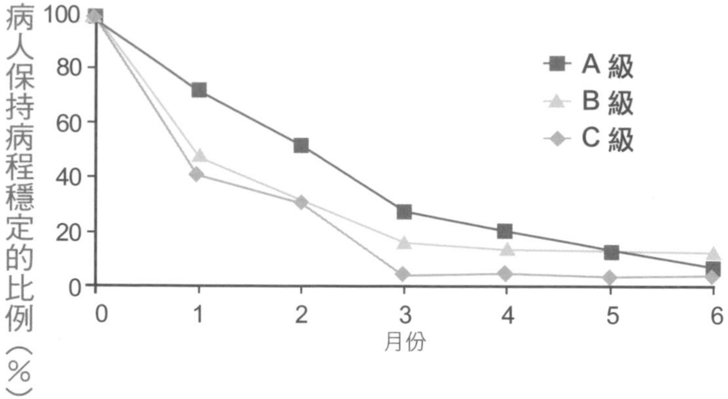

摘錄自 Lundell et al. Gut. 1999;45:172-180.

斷，給予正確的投藥，病情穩定後持續的追蹤，穩定的狀況可持續一段時間，但並不代表已經完全根治了，所以除了醫師的診斷及治療，還要保持良好的生活習慣，以及飲食習慣，維持胃腸道的健康，才能遠離胃食道逆流症的困擾。

重點筆記

胃食道逆流症無法完全根治，經過醫師的診斷給予正確的投藥，病情穩定後必須持續追蹤，所以除了醫師的診斷及治療，還要保持良好的生活習慣，以及飲食習慣，維持胃腸道的健康，才能遠離胃食道逆流症的困擾。

30

如果吃藥沒有效，我該怎麼辦？

胃食道逆流的藥物無效的常見原因，大多是使用不當。例如氫離子幫浦抑制劑需經由血液循環影響製造胃酸的細胞，所以必須在飯前15～30分鐘內服用。

如果胃酸逆流的病症相當嚴重，那你必須尋求醫師的診斷治療，通常會給予第二型組織胺接受體阻斷劑，或是氫離子幫浦抑制劑等藥物治療。雖然，這些藥物對大部分的病患都有效，但是臨床上有些病患對這些藥物的反應並不是很理想，這些藥物服用後需要一段時間才會生效，當你有症狀立即吃藥，會覺得無法立即舒解。

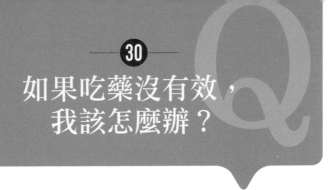

使用不當才會無效

胃食道逆流症藥物無效的常見原因，大多是使用不當，例如氫離子幫浦抑制劑需要經由血液循環，來影響到製造胃酸的細胞，改善胃酸的環境，所以這類藥物沒有在飯前15～30分鐘內服用，可能會影響到抑制胃酸的效果。

我們使用這類藥物，需要一到兩天藥物才有效果產生，但如果你半夜有逆流狀況，卻白天使用這種藥物，效果就會不明顯，所以要在晚餐前15～30分鐘內服用。

少數的患者白天和晚上都會發生逆流現象，這就需要一天服用二次高劑量的藥物治療，如果仍然有明顯症狀，必須與醫師討論是否做其他檢查，排除其他疾病的可能。

當然胃食道逆流症可能也與情緒壓力有關，這些病患單獨使用氫離子抑制劑效果不會很理想，我們在接下來的章節也會介紹。

重點筆記

少數的患者白天和晚上都會發生逆流現象，這就需要一天服用二次高劑量的藥物治療，如果仍然有明顯症狀，必須與醫師討論是否做其他檢查，排除其他疾病的可能。

31

需要接受手術方式來治療嗎？

胃食道逆流症通常可以用藥物治療，是否需要動手術牽扯到臨床上很多因素，要評估逆流的情形是否相當嚴重、藥物使用是否有效、疾病是否已影響到生活……等。

是否需要動手術牽扯到臨床上很多因素，要評估逆流的情形是否相當嚴重，或是藥物使用的情形是否有效、疾病的不舒服是否已影響到生活……等，如果上述的答案都是肯定的，就可以考慮接受手術的治療。

手術的主要目標是強化下食道括約肌，它是胃酸進入食道很重要的關卡，但手術總是會牽扯到麻醉及手術的風險，因為胃食道逆流症通常是可以用藥物治療，而手術是具有選擇、彈性的方式，用來改善你的生活品質，而不是影響生命、增加風險。

部分患者不適合手術治療

有些心臟血管或是慢性肺病的病患也不適合手術的治療，通常在手術前會先評估食道的機能，以胃鏡檢查觀察食道是否發炎。先用藥物治療一段時間，再觀察症狀是否改善，有時需做食道機能檢查或二十四小時酸鹼測定儀檢查，評估是否食道功能異常或括約肌是否過度鬆弛。

因為如果你的食道蠕動異常，可能在手術過後會有吞嚥不良的情形產生，因為手術本身會有一些風險，目前還是建議用藥物治療為主。但只有少數有胃食道逆流症病患適用手術，而這些病患可能是健康、年輕的病患，或是嚴重胃食道逆流症、長期服用藥物但卻無法達到效果的患者。

重點筆記

有一些心臟血管或是慢性肺病的病患也不適合手術的治療，通常在手術前會先評估食道的機能，以胃鏡檢查觀察食道是否發炎。通常先用藥物治療一段時間，再觀察症狀是否改善。

32

手術後會有副作用嗎？

手術可能會導致吞嚥食物困難，嚴重者可能需要做胃鏡擴張治療，有些患者會腹脹以及不容易打嗝，有些人手術後可能會失去生理性的嘔吐機制。

胃食道逆流症的手術可以直接控制胃食道逆流症的症狀、減少胃食道逆流的次數及吸入性的肺炎，也可停止用藥、改善逆流所導致的呼吸、咽喉等症狀。但是相反的，手術也有相對的風險，可能會導致吞嚥食物困難，嚴重者可能需要做胃鏡擴張治療，有些患者會腹脹以及不容易打嗝，有些人手術後可能會失去生理性的嘔吐機制。

50％以上的手術患者會有新症狀

根據研究發現，有一半的患者在開刀後，會有新的症狀或不同症狀產生，過去有一篇追蹤五年的開刀患者的研究案例，研究表示有5％的患者會有吞嚥困難、7％的患者有腹脹、5％的患者需要另外用手術，來更正手術後的併發症、10％的患者需要藥物再控制胃食道逆流症，但也有很多患者對手術後的滿意度很好，我們必須瞭解外科手術均有利與弊。

- **術後早期（1到6個月內）**：發生併發症低，立即發生併發症狀況並不常見，但還是有罕見死亡的機率存在。
- **術後晚期（6個月之後）**：發生併發症較高，若出現併發症，通常會在3～6個月左右緩解。

而胃食道逆流症的手術失敗率較少，通常會發生在初次手術後兩年內。再手術率於0％～15％之間，與併發症和死亡率結果相關，且必須由經驗豐富的腸胃外科醫生進行。

重點筆記

有一篇追蹤五年的開刀患者的研究案例表示，5%的患者會有吞嚥困難、7%的患者有腹脹、5%的患者需要另外用手術來更正手術後的併發症、10%的患者需要藥物在控制胃食道逆流症，但也有很多患者對手術後的滿意度很好。

33

改善胃食道逆流的常見手術？

目前常見的手術是以腹腔鏡的方式，用腹腔鏡的方式來施行胃壺底摺疊術（Fundoplication），將胃底部包住食道下端，以增加下食道阻力，進而減少胃酸逆流的發生。

台灣目前常用的手術主要是以腹腔鏡的方式，首先在腹部做3～5個缺口，每個缺口都會是小於2公分以下，外科醫師將會用腹腔鏡的方式來施行「胃壺底摺疊術（Fundoplication）」，用胃底部完全包繞食道下段，並縫到食道右側小彎側，將胃底部包住食道下端以增加下食道阻力，進而減少術後胃食道逆流的發生。這樣，胃內的正壓傳到圍繞食道的這個新建的「衣領」並壓迫食道，以減少胃食道逆流的產生。

「腹腔鏡胃壺底摺疊術（laparoscopic Nissen's fundoplication）」是目前台灣最常見常用的手術，手術時間約需要90～120分鐘左右，目前手術的成功率大多在90％以上。大部分患者手術後都可以有症狀明顯改善的效果。

·胃壺底摺疊術之示意圖·

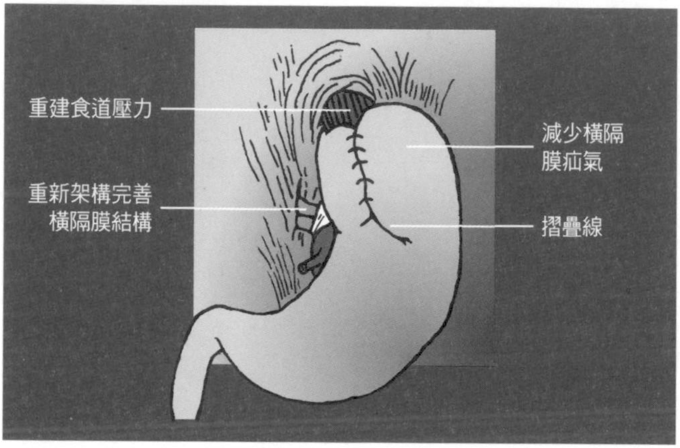

重點 筆記

通常使用胃壺底摺疊術的治療方式，手術時間非常短、傷口小，而且恢復體力時間較快、住院天數少，患者很快就可以回復正常生活及回到工作崗位。

34

外科手術後，還需要服用藥物嗎？

過去曾有一個長時期的研究發現，超過60％的開刀術後，病患在長時間觀察後，仍需要服用胃酸逆流的藥物，依靠藥物來控制症狀。

開刀後的患者可降低食道炎的發生，以及改善胃食道逆流症狀，不過藥物治療到目前為止還是具有較好的效果。

過去曾有一個長時期的研究，觀察胃食道逆流症的患者手術後9～10年，以及只接受藥物的患者一起比較，發現超過60％的開刀術後病患在長時間觀察後，仍需要服用胃酸逆流的藥物。

因此，這個研究認為即使在手術過後，還是有一定比例的胃食道逆流症之病患，仍需要依靠藥物來控制症狀。

手術後仍有患者需要服藥控制

另外，還有一個法國的研究認為，手術過後五年，有10％的病患仍然需要服用氫離子幫浦抑制劑，因此從這些研究報告顯示，開刀對於短期改善胃食道逆流症雖然很有效，可減輕症狀及減少食道發炎的情形，但是經過長時間的觀察，經年累月後，這些手術過後的患者，仍需要服用藥物來控制症狀。

根據目前的研究認為，開刀對於巴瑞特氏食道變形並無顯著的影響，雖然有部分小型研究認為手術過後，巴瑞特氏食道變形會有一些改善影響，但是根據這些文獻報告表示，接受外科手術並不能有效的治療巴瑞特氏食道變形。

重點筆記

開刀雖然短期對改善胃食道逆流症很有效，可減輕症狀及減少食道發炎的情形，但是經過長時間的觀察，經年累月後，這些手術過後的患者，仍需要服用藥物來控制症狀。

35

長期使用藥物會有哪些副作用？

長期使用氫離子幫浦抑制劑，胃酸就會減少，但是產生細菌的可能性會增加，導致產生肺炎、腹瀉及骨質疏鬆、維生素攝取不足的風險。

胃食道逆流症的用藥，通常是以醫師開立處方氫離子幫浦抑制劑為主，在前面章節有提到藥物的副作用，這類的患者都必要長期或間斷性的服用，因此藥物的安全性也是值得引起大家廣泛的注意。其藥物對於身體的安全性在文獻報告也有證實。接下來，我們來談這些藥物長期使用對身體的影響。

（一）肺炎

人類的呼吸道與食道雖然是分開的器官，但是因為氣管與食道的入口很接近，因此當我們睡覺躺平時，會有胃液會往上移動，而侵入到氣管的現象。如果，我們長期使用氫離子幫浦抑制劑，胃酸就會減少，但是產生細菌的可能性會增加，所以服用這些藥物的時候，細菌有可能會跑到肺臟，導致產生肺炎的風險。

（二）細菌型的腹瀉

艱難梭狀芽孢桿菌（Clostridium Difficile），這類細菌型造成腹瀉是因為大量的使用抗生素藥物，促使腸道內的菌落失去平衡，而導致腸子發炎的現象，可能會有嚴重的下痢。

根據研究報告顯示，這類型的發炎與長期使用氫離子幫浦抑制劑或同時使用抗生素有關聯。有人認為因為長期使用氫離子幫浦抑制劑，會促使胃酸的殺菌能力下降，所以當你感染到這種細菌時，比較容易得到腸炎。

（三）骨質疏鬆及維生素攝取不足

因為長期使用氫離子幫浦抑制劑會降低胃酸量，進而影響到鈣離子吸收，這樣經年累月的影響下可能會導致骨質疏鬆。有醫學研究報告顯示，長期服用這類藥物可能會與髖骨骨折有關，得到的風險與用藥的劑量呈正向關聯。

維生素B_{12}在人體的吸收仰賴胃酸分泌，因此當胃酸的量受到氫離子幫浦抑制劑而抑制後，也會影響維生素B_{12}的吸收，進而產生維生素B_{12}不足的現象。

雖然長期服用胃食道逆流治療藥物對身體器官會有影響或風險，然而有胃酸逆流症的症狀，還是要尋求醫師的協助，藉由生活習慣的改變，進而減少服用這類藥物，而減少或避免副作用。

重點筆記

肺炎、細菌型的腹瀉、骨質疏鬆及維生素攝取不足，都是可能會有的副作用；雖然長期使用胃食道逆流治療藥物對身體器官會有影響或風險，然而還是要尋求醫師的協助，藉由生活習慣的改變，進而減少服用這類藥物或避免副作用。

36

該如何降低食道癌的機會？

藉由生活方式改變可降低食道癌的風險，例如：停止抽菸、停止食用檳榔、停止飲用含有酒精性的飲料，以及維持標準體重等，都可減少癌症發生機率。

食道癌在病理檢查中，分為「鱗狀上皮細胞癌」或「腺狀上皮細胞癌」兩者，以前者居多，大部分的位置都在食道的上、中段，後者與胃食道逆流症有關，位在接近下食道及下食道括約肌的部位。

食道癌的症狀是會有漸進性的吞嚥困難，一開始在吞嚥固體及堅硬的食物，可能會有一點障礙。慢慢的，時間久了之後，連吞流質、液體的食物也會有困難，當然同時會合併體重減輕、貧血、解黑便等症狀。

良好生活方式可降低食道癌發生率

事實上，藉由生活方式改變可降低食道癌的風險，例如：停止抽菸、停止食用檳榔、停止飲用含有酒精性的飲料。

現代大部分的人都有體重過重的現象，維持標準體重可以減少癌症產生的機率，也可以減少得到心血管疾病的風險，例如：高血壓、糖尿病、心臟病、高血脂……等。

平常要多食用新鮮蔬果，它們含有：維生素、抗氧化物質、礦物質，這些都可以保護我們的身體，並避免食用加工食品，適時的運動可維持健康的體重。

另外，服用鈣離子、葉酸、抗氧化物都可以降低癌症的產生。最重要的是，應該避免抽菸、喝酒或食用檳榔，有胃食道逆流症的患者則定期需要接受胃鏡的檢查，幫助早期診斷有無病灶發生，例如巴瑞特氏食道變型，因為巴瑞特氏食道變型與腺狀上皮細胞癌有關。

重點筆記

平常要多食用新鮮蔬果，它們含有維生素、抗氧化物質、礦物質，這些都可以保護我們的身體並避免食用加工食品，適時的運動可以維持健康的體重，減少癌症發生率。

37

何謂「上消化道鋇劑攝影」？

食道病症檢查前，會讓病患飲用含微量輻射的鋇劑，在正常情況下，含鋇劑的液體會附著在腸胃道上，讓醫師可以藉由X光片上觀察到腸胃道表面的變化，提供臨床上診斷的訊息。

如果懷疑患者有食道的相關症狀，會再進行檢查，通常稱為上消化道鋇劑攝影或是鋇劑食道吞嚥攝影。

有放射醫療器材設備的醫院會再執行此項檢查，醫生在檢查前必須請病患飲用含微量輻射的鋇劑，將醫用硫酸鋇調成糊狀，加少許糖，在X線透視下吞服，在鋇劑通過消化道的過程中，能清晰顯示胃食道影像。

目的能顯示吞服者的胃食道動態影像，以期發現病灶或功能異常。因為它不溶於水和脂質，所以不會被胃食道黏膜吸收，基本無毒性，因此微量的鋇劑對身體的並無影響，過程中也不需要點滴注射，檢查過程大約需要三十分鐘。

在正常情況下，含鋇劑的液體會附著在腸胃道上，讓醫師可以藉由X光片上觀察到腸胃道表面的變化，這些可以提供臨床上診斷的訊息，例如：潰瘍、癌症、食道癌等，讓醫師作為安排其他檢查的依據。

這項檢查安全、無創傷，無副作用，但需要注意的是有些患者，例如：急性呼吸道感染病人，嚴重心、肝、腎功能不全病人，一般不適宜做這項檢查。

案例分享

張先生
長期吃宵夜而引起逆流

張先生，年輕時邊工作邊讀研究所，因為壓力大，所以把經常性的胸悶及喉嚨不舒服，以為是習慣性感冒，因此在煩忙的生活作息中，就經常到住家附近的藥局配藥自服，而延誤早日去肝膽腸胃科看醫師治療的時機。

當時他還不瞭解有胃食道逆流症這種疾病，誤以為胸悶是長期久坐而引起的，他每天都會讀書到凌晨一、兩點，晚上十點多時會肚子餓，所以大約每天十點半到十一點左右會吃宵夜，維持讀書的體力。

張先生因為腰椎曾開過刀，所以久坐讀書會引發背部肌肉疼痛。骨科醫師就叫他每晚睡前服用一顆肌肉鬆弛劑，因為亂服藥，加上兩、三小時前吃的食物尚未排送到大腸，就加劇了食道逆流的嚴重、快速發病。張先生研究所畢業後，他偶爾開始會因為胸部灼熱感及平躺時需要清喉嚨，而到最後終夜無法成眠。後來他聽聞了有同事因為食道逆流疾病開刀，才開始求醫治療。

藉由腸胃科門診的安排檢查，張先生先接受腸胃道鋇劑顯影以瞭解消化情形，檢查的結果發現其賁門的肌肉的縮緊力量已無，所以腸胃內科的醫師給予他一般胃食道逆流症患者藥量的兩倍服用，看是否可以盡力改善，後來主診醫師建議他，因為以兩倍的劑量服用一個星期均無效，必須尋求外科醫師進行外科手術治療。第一次手術，因為用胃底所做成的新賁門口太緊，所以飲食必須以流質食物才能緩慢消化。

張先生的體重在兩年內下降了十多公斤，也影響了睡眠品質。後來更因為長期的緊縮無法解除，必須在新造的賁門上產生一個接近直徑寬約七公分的假性小胃，食物會先在小胃中停留，再慢慢進入胃中，造成他生活飲食許多不便，於是進行第二次重做手術，將先前用腹腔鏡所做的假性賁門重新切開，手術醫師再重將胃底換個角度，新造一個賁門較為寬鬆的進出口，食物較容易進入胃部，而食道也逐漸適應術後的極輕微的逆流，之後他的體重才逐漸恢復。

目前張先生的藥物主要以氫離子幫浦抑制劑為主，並輔以加強腸胃蠕動的藥品。手術的成效並非術後立即明顯呈現，而是伴隨時間及飲食，才能逐漸恢復。現在維持定時在餐前服用抗胃酸的藥物，根據張先生個人的經驗認為，如果在逆流嚴重或術後還在調適期間，飲食後適宜走路散步，是十分有效幫助食物消化及減少逆流的好方法。因為胃食道逆流必須定期照胃鏡，醫師才可以開立抗胃酸逆流之控制藥物，建議他放鬆心情去面對胃鏡檢查，這是必須自我調適的過程。

38

胃鏡切片會不會痛？

我們腸胃道的神經無法感受到灼熱感或是疼痛，所以切片時並不會感覺到疼痛，但可能會有牽扯、腫脹或壓迫的感覺。

進行胃鏡檢查時會用小的切片夾，放上腸胃組織的切片，經病理科醫師來檢查，這個檢查是常見的腸胃疾病診斷。

這個檢查也是判讀癌症的主要依據，可以觀察黏膜組織是否發生不可逆的現象，因為像是巴瑞特氏食道

·病理學下的巴瑞特氏變型·

巴瑞特氏變型的理發現：食道鱗狀上皮被柱狀上皮及杯狀細胞所取代。

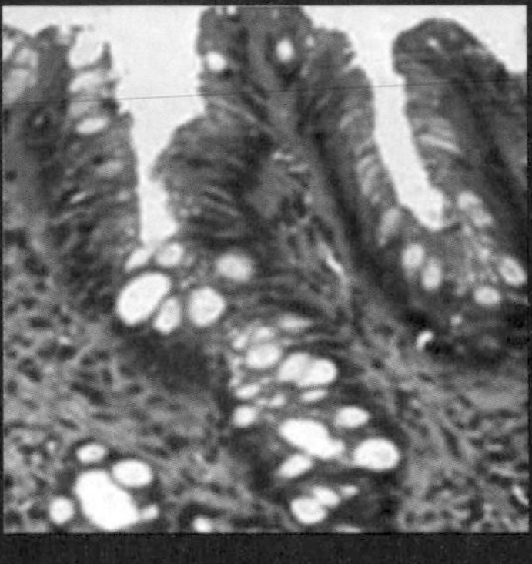

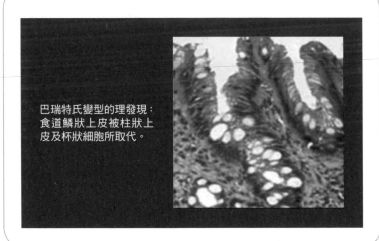

變型就不能經由食道攝影或是胃鏡來診斷，診斷方法只能用顯微鏡檢查切片組織，觀察有無巴瑞特氏食道變型的病灶。

我們腸胃道的神經無法感受到灼熱感或是疼痛，所以患者在做切片時，並不會感覺到疼痛，但你可能會感覺到牽扯的感覺，或許是胃鏡檢查會帶來的腫脹或壓迫的感覺。

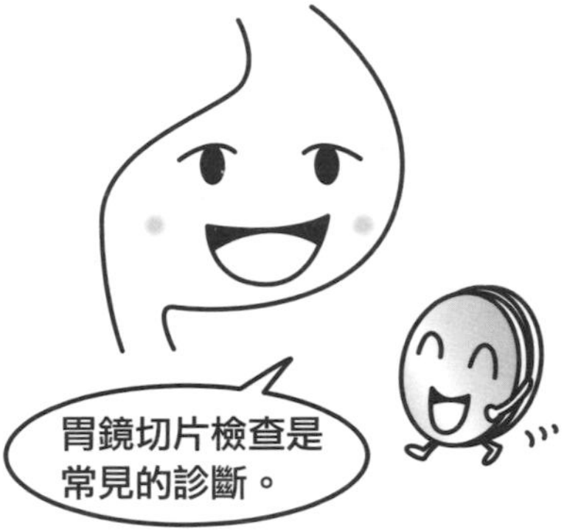

重點筆記

胃鏡切片檢查是常見的腸胃疾病診斷，也是判讀癌症的主要依據，而患者在做切片時並不會感覺到疼痛。

Part 3
胃食道逆流症
日常生活的照護

39

生活緊張會造成胃食道逆流症嗎？

壓力時會發生胃食道逆流症，原因可能在於壓力促使荷爾蒙分泌，導致下食道括約肌的放鬆，所以食物容易逆流到食道，同時加上壓力製造更多胃酸的分泌，就會發生胃食道逆流。

通常壓力與緊張都會造成身體有異常反應，然而每個人對壓力的承受值不同，這些壓力可能來自於我們的工作中，或是與家人之間的互動。

如果是因為壓力導致的胃食道逆流症，可能會在一天的工作或生活中出現不適症狀，因為我們在緊張的情況下，我們身體的反應會藉由產生一些荷爾蒙來改變器官的功能。例如：當我們承受壓力時，我們的大腸可能會收縮而產生類似想排泄的感覺，這可以解釋為什麼有些人在有壓力的情況下會有腹瀉的情形。

有些人有壓力時會發生胃食道逆流症，原因可能在於壓力促使荷爾蒙分泌，接著導致下食道括約肌的放鬆，所以食物容易逆流到食道，同時加上壓力製造更多胃酸的分泌，因此，會發生胃食道逆流症。

壓力也常是導致逆流的原因

壓力也會導致類似像胃食道逆流症的症狀，因為壓力所產生的荷爾蒙會影響心臟，增加心臟的負荷量，進而血壓過高而出現類似心絞痛的症狀。

壓力產生後，臨床上就要想辦法判別心絞痛和胸痛，是否是胃食道逆流症導致，要更謹慎小心處理。另外，壓力可能會導致食道的上皮細胞交界結構改變，因而讓胃酸更容易跑到食道中，製造更多的不舒服症狀。

因為現代是二十一世紀，生活中我們無法避免充滿緊張壓力的狀態，當然未必每個人一樣，然而就目前看來，壓力本身的確會引起或是加重胃食道逆流症的症狀，因此如何試著讓身心放鬆減少壓力，也是胃食道逆流症的治療中，不可以忽視的課題。

臨床上的身心治療

臨床上有很多胃食道逆流症的病患會合併發生身心疾病，例如憂鬱、焦慮……等，這些疾病也會影響到胃食道逆流症的治療效果，尤其對於胃鏡檢查呈現為正常，卻有不適症狀的患者來說，這些身心合併症可能扮演重要的角色。

在過去，身心的治療方式有：放鬆、催眠……等，可以幫助這些患者達到症狀改善的目標。目前尚不清楚胃食道逆流的患者，是單獨使用上述的輔助治療，還是合併使用藥物的治療，哪一種比較有效。然而，有醫學的研究顯示這些身心治療的方式，可以降低病患對藥物長期的依賴及影響。

40

吃哪些食物容易得到胃食道逆流症？

不同食物可能會導致胃食道逆流症，也讓胃酸分泌增加，這些食物包括：高油脂、辛辣食物、碳酸飲料、巧克力，以及含酒精飲料……等。

不同食物可能會導致胃食道逆流症，也讓胃酸分泌增加，這些食物包括：高油脂食物、辛辣食物、碳酸飲料、巧克力，以及含酒精飲料……等。高油脂食物通常不容易被消化，所以當身體必須消化這類食物時，要先製造更多胃酸，而且這些油膩的食物會導致胃的排空變得更緩慢，進而產生更多胃酸，讓食物滯留在胃的時間過長，造成胃酸逆流量增加。

類似的情況下，辛辣食物容易讓胃酸分泌增多，所以很多人發現自己在吃完辛辣食物後，容易產生有類似像灼熱感及胃食道逆流症的症狀。

喝酒也會導致胃食道逆流

另外，有胃食道逆流症的患者也要注意含酒精性的飲料，酒精件的飲料會影響胃食道逆流症，因為酒精會直接刺激食道黏膜，直接傷害黏膜，而酒精可以放鬆食道括約肌，更增加胃食道逆流的症狀。

還有，其他碳酸飲料，包括：汽水、蘇打飲料、可樂……等，也都會經由不同機轉加重胃食道逆流症，例如可樂因為含有很多咖啡因，會讓下食道括約肌放鬆，而這些飲料也會產氣，讓我們腹壓上升，更容易發生胃食道逆流，這些飲料可能會增加胃酸分泌。

睡前要避免食用刺激性食物

其他的食物也可能會刺激下食道括約肌產生胃食道逆流症，像是：橘子、柳橙、檸檬、葡萄柚……等水果；還有：番茄類的食物，番茄醬、巧克力、薄荷、洋蔥、大蒜……等食物，這些食物都會讓下食道括約肌放鬆，讓胃酸分泌增加，所以我建議生活中應該養成良好的生活習慣，避免在睡前進食這些食物。

還有茶、咖啡或巧克力的食品，也可能導致逆流發生，因此在晚上睡覺前應該盡量避免飲用茶或咖啡等食品或飲料。

· 胃食道逆流症危險因子 ·

因子	降低下食道括約肌壓力	增加道內胃酸逆流
抽菸	△	△
喝酒	△ ★	△
肥胖	△	△
咖啡和咖啡因（茶）	◎	◎
巧克力	△	△
辛辣食物	◎	◎
柑橘類水果	△ ★	◎
碳酸飲料	△	◎
油膩食物	△	△
薄荷	△	◎
平躺	◎	△
右側臥躺	△	△
宵夜	◎	△ ★

△表示影響因子；◎表示證據不足；★有證據顯示沒影響。

41 哪些藥物會造成食道直接損傷？

有些藥物需要特別注意，例如：止痛藥（嗎啡）、憂鬱症藥物、高血壓、鎮靜劑、氣喘藥物、荷爾蒙藥物等，都會影響食道括約肌的壓力，讓胃酸逆流的機會增加。

我們服用的藥物，有些會影響到下食道括約肌的神經控制及其鬆緊度，通常胃腸道肌肉是屬於平滑肌細胞，這些細胞是由自主神經來控制，而人體器官的功能，例如：呼吸系統、血流循環、心臟跳動、腸胃道的吸收……等，都是仰賴自主神經的控制。因此，藥物如果影響到平滑肌細胞，會影響這些器官的功能。

在這裡提醒你，有些藥物需要特別注意，例如：止痛藥、嗎啡、憂鬱症藥物、高血壓、鎮靜劑、氣喘藥物、荷爾蒙藥物……等，都會影響食道括約肌的壓力，讓胃酸逆流的機會增加。

止吐藥和皮膚藥也要多注意

另外，含有抗乙醯膽鹼類的藥物，會影響到自律神經系統造成下食道括約肌的壓力降低，並減緩胃排空的能力，讓胃酸容易增加。

這類常見的藥物，包括：止吐藥、Prochlorperazine（Novamin）、scopolamine（Buscopan，補斯可胖）……等藥物。

有一些治療皮膚的藥物，例如：四環黴素、鐵劑……等，這類藥物容易滯留在食道生理狹窄的部位，還有一些年紀大的患者有用Alendronate（Fosamax）來治療骨質疏鬆，有些病患使用後有吞嚥疼痛的症狀，就醫後才發現食道有潰瘍的情形。

其實，日常生活中使用的藥物，都有可能會讓胃酸逆流症的症狀加重或是損傷到食道的黏膜，所以有胃食道逆流症的患者在食用這些藥物時要特別注意。

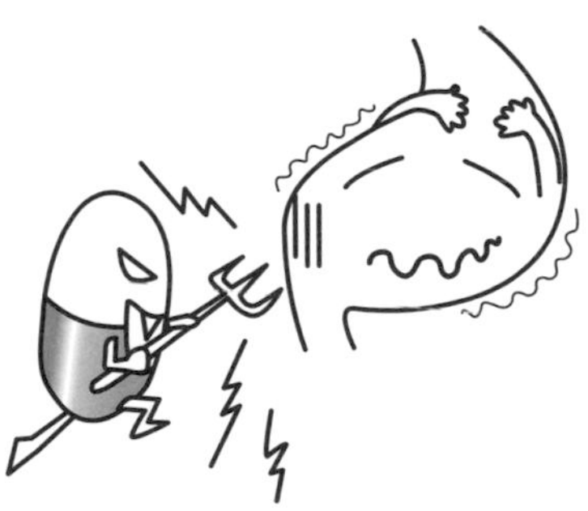

42
使用哪些藥物會造成胃、食道受傷？

紅黴素、非固醇的抗發炎藥（NSAIDs）、Naproxen（Napton）、Ibuprofen（Idofen 舒抑痛口服懸液）、Aspirin（阿斯匹靈）等藥物都有可能會造成潰瘍。

胃腸道黏膜裡有一層黏膜層是保護食道與胃，這些黏膜層裡包含了很多細胞，這些細胞像是我們的皮膚一樣會持續的增生及老化。食道裡的黏膜層是平滑的表面，可以讓食物快速的通過食道進入到胃。而胃裡的黏膜層與食道的黏膜層是不一樣的，胃裡的黏膜層具有分泌胃酸及酵素，可以幫助消化食物，胃也有能力防止被胃酸侵襲，胃酸的能力相當強，甚至可以把車子的油漆破壞掉。

在人們的固有觀念裡，飲食不當就是造成胃食道潰瘍的原因，所以大部分人都非常注意飲食。不過，雖然腸胃道有其保護機轉，人們怎麼也沒有想到一些藥物，也會導致胃食道潰瘍的發生，很多人由於服藥不當，容易受到某些藥物的刺激，而導致食道、胃、十二指腸的潰瘍，其引起的症狀有灼熱感、腹部疼痛、噁心反胃的感覺。那麼，到底哪些藥物會導致胃食道潰瘍的發生呢？

1.阿司匹林製劑（Aspirin）

長期或大劑量服用可引起胃痛及不適，嚴重者可有嘔血、黑便等，胃鏡檢查可發現胃粘膜炎症、糜爛及潰瘍形成。據有關雜誌報導，長期服用阿司匹林造成的胃潰瘍，是普通人群胃潰瘍發生率的3倍。有慢性胃病的人服用該藥，胃潰瘍發生率更高，潰瘍恢復期服用該藥可使潰瘍活動甚至出血。

2.糖皮質激素（Glucocorticoid）

由於長期服用可使胃酸分泌，胃黏膜及全身各器官發生一系列不利的變化，胃酸增多，胃粘膜脆弱，導致胃潰瘍，並可抑制原來炎症損傷的修復與癒合。

3.消炎藥

非固醇的抗發炎藥（NSAIDs）、Naproxen（Napton）、Ibuprofen（Idofen 舒抑痛口服懸液）、（indmethacin），這類藥物屬

激素替代藥，對胃黏膜有直接的損害作用，可導致急性胃潰瘍。

4.治療冠心病的藥物

Persantin（Dipyridamole）、Tetrabenazine，也可導致胃潰瘍，甚至胃出血。

5.抗生素

紅黴素對腸胃刺激明顯，容易嘔吐或腹瀉，也易造成胃的不適。

6.抗癌藥及其他

各類化療藥物往往造成胃腸刺激。各類化學藥物均有治療的一個方面和中毒的一個方面，選擇藥物治病，切不可盲從。

所以民眾在服藥致病的同時也要注意其副作用，一定要根據說明書來服藥，最好是事先諮詢醫生，切忌隨意服藥！

43

運動是否也會導致胃食道逆流症？

剛好吃飽飯後做運動，反而會增加胃食道逆流的產生，因為運動會影響到消化功能、造成胃腸道壓力，因此增加胃食道逆流發生率。

運動對身體很好，可以改善心臟功能、體重控制、肌力強度，然而在某些情況之下，運動有時候卻會增加胃酸逆流症的機會，尤其剛好吃飽飯後做運動，會增加胃食道逆流的產生，因為會影響到消化功能、造成胃腸道壓力，所以增加胃食道逆流發生率。

當我們運動時，身體的血液循環會改變，胃部的血液容易跑到肌肉，讓腸胃道消化功能減弱，因此導致消化不良，食物在胃裡越久導致胃酸增加越多。

飯後一小時以上再開始運動

通常我會建議大家，最好飯後一小時再開始進行運動。這樣可以避免食物存留在胃裡，也可以減少胃炎或食物逆流到食道，如果你真的要運動，食物就必須少量攝取，運動前盡量避免攝取脂肪量高的食物、碳酸飲料、咖啡因、巧克力類的食物。

運動進行時會有口渴的感覺，不要喝蘇打水、含咖啡因、柳橙汁類的飲料，因為這些飲品都會讓胃食道逆流的情形更嚴重。

另外，有些運動，也有可能會引起胃食道逆流症，例如：仰臥起坐、游泳、過度彎腰的運動……等。規律的運動可以增加身體的健康，但運動前、後都須注意食物的攝取時間，以降低運動所造成的負擔。

重點筆記

運動進行時會有口渴的感覺，不要喝蘇打水、含咖啡因、柳橙汁類的飲料，因為這些飲品都會讓胃食道逆流的情形更嚴重。

44

常吃速食會增加胃食道逆流症？

速食的脂肪量含量很高、鹽分也高，而且所搭配的飲料含糖量十分高，即便食物的外觀品質很好，會讓人有經濟實惠的感覺，但未必對身體健康有好處。

「速食」可以從字面上的意思瞭解，也就是很方便取得的食物，而這類的食物通常是可以馬上做好、份量大，以吸引消費者購買。

然而，速食的脂肪量含量很高、鹽分也高，所搭配的飲料含糖量很高，即便食物的外觀品質很好會讓人有經濟實惠的感覺，但未必對身體健康有好處。

體重過重也是逆流發生原因

現代人都有體重過重的現象，而體重過重會增加高血壓、心臟病、高血脂……等三高疾病的機會。速食食物的攝取會使身體裡的卡路里過多、咖啡因過量，因為大部分速食都是油炸、加工冷凍類的食物，包括：麵包、餅乾、蛋糕類。

例如：馬芬、可頌，這些可能都含有反式脂肪（Trans Fat），這種食品的成本很廉價，可以增加食物的美味，但這種化學物質會增加癌症的產生。

另外，沙拉醬、全脂起司、番茄醬、美乃滋，都富含油脂及鹽分，咖啡因及含糖量高的飲料，這都會增加罹患胃食道逆流症的機會。

速食現在二十四小時都可以買的到，晚上也可購買的到來食用，為了健康遠離胃食道逆流症，應避免速食的攝取。建議胃食道逆流的患者可以準備紀錄飲食單，記錄平常哪些食物的選擇會造成胃食道逆流症，讓你盡量避免重複的症狀產生。

重點筆記

速食食物的攝取會使身體裡的卡路里過多、糖分和咖啡因過量，因為大部分速食都是油炸，富含反式脂肪，都會增加罹患胃食道逆流症的機會。

45

益生菌與胃食道逆流的相關性？

目前僅有少數研究認為有間接的改善，而且在嬰兒方面的研究比較多。益生菌對於成年人的影響還有待觀察。

目前益生菌與胃食道逆流症的直接關聯性並不清楚，目前僅有少數研究認為有間接的改善，而且在嬰兒方面的研究比較多。益生菌對於成年人的影響還有待觀察。

益生菌對每個人有不同作用

胃腸道的細菌有如迷你的小世界，細菌居住在胃腸裡與消化吸收有關，服用益生菌對在人體上的影響作用，每個人都不一樣。每一個人身體裡胃腸道的細菌不同，因此每個人的胃腸道的改善與影響可能有所不同。

過去的研究並無法證明益生菌可以改

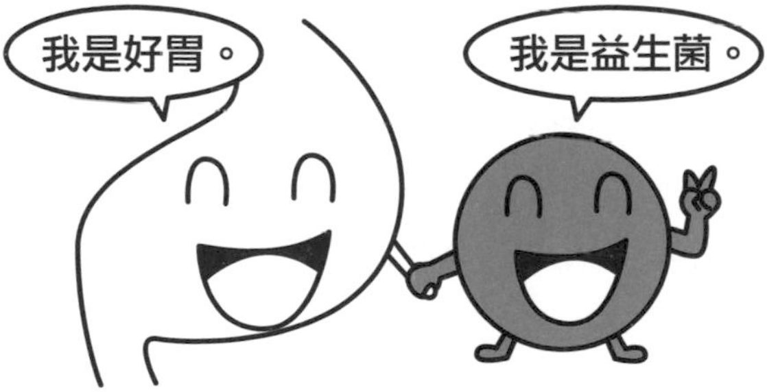

善胃食道逆流的症狀，例如灼熱感。因此目前為止，益生菌在胃食道逆流症上面是否會有改善的作用仍然存疑。建議你：如果要食用益生菌來改善胃食道逆流症，請先與你的醫師做討論後再決定。

重點筆記

過去的研究並無法證明益生菌可以改善胃食道逆流的症狀，益生菌在胃食道逆流症上面是否有改善的作用仍受到存疑。建議如果要食用益生菌來改善胃食道逆流症，請先與你的醫師做討論後再決定。

46

胃食道逆流症患者要多吃哪些食物？

蔬菜、水果是最為健康的選擇，因為其油脂含量低、可降低胃酸的分泌、加速胃的排空速度。但，像是：番茄、檸檬汁、柑橘類的果汁，卻會增加胃酸逆流症的症狀，應該盡量避免。

在前面的章節中有說到應該避免吃什麼食物，才不會得到胃食道逆流症，但是你應該選擇吃哪些食物呢？

當然，蔬菜、水果是最為健康的選擇，因為其油脂含量低、可降低胃酸的分泌、加速胃的排空速度。但是也有例外，像是：番茄、檸檬汁、柑橘類的果汁，卻會增加胃酸逆流症的症狀，應該盡量避免。

低脂、易消化食物可以多吃

通常我們所食用的食物會與胃酸中和，因此食用低脂，易消化的食物在胃裡可更容易迅速達到消化吸收的目的，減少滯留在胃的時間，也間接的降低得到胃酸逆流症的機會，服用這些食物也可以提供營養成分，例如：蛋白質、鈣質。

另外，你也可以食用瘦肉、低脂的肉類，較容易消化吸收，以維持體力、幫助傷口癒合。

大部分的甜食、烈酒、含咖啡因的食物都應該避免，除了藥物治療以外，正確的食用食物也能減少得到胃食道逆流症的機會。

重點筆記

食用低脂、易消化的食物在胃裡可以更容易迅速達到消化吸收的目的，減少滯留在胃的時間，也間接的降低得到胃食道逆流症的機會。

47

睡姿是否會影響胃食道逆流症？

會的。晚上發生逆流的現象，可能不完全與晚上進食有關。你每天所睡的床，以及床的高度，甚至床墊等，都可能會對胃食道逆流症產生影響。

夜間型的胃食道逆流症可能會發生在睡眠中，然而在非常罕見的情況下，胃食道逆流症有可能會導致吸入性肺炎，偶爾在這些夜間型的症狀可能包括：灼熱感、胃食道逆流，甚至會引發咳嗽或被口水嗆醒，或是早上起床時，嘴巴及口水有異味。

而這些晚上逆流的發生，可能不完全與晚上進食有關。你每天所睡的床，以及床的高度，甚至床墊等，都可能會對胃食道逆流症產生影響。

因為半夜型的胃食道逆流症可能會製造不容易感受到的症狀，而這些症狀會直接影響到你的睡眠品質讓你睡眠中斷，因此造成你白天的疲累。

當你在躺平時，你的胃與食道在同一個高度下，這樣很容易讓胃酸逆流到食道，造成胃食道逆流症症狀，因此在這種狀況下，你可以試圖改變床的高度，避免食道和胃處於同一個高度而產生胃食道逆流症症狀。

例如：你可以把枕頭墊高，或是把床頭抬高，這樣情況下會讓食道高於胃的高度。或是使用更昂貴的方式，採用電動床來調整床頭的高度；只要提高床頭高度就可以改善胃食道逆流症。

重點筆記

當你在躺平時，你的胃與食道在同一個高度下，這樣很容易讓胃酸逆流到食道造成胃食道逆流症症狀，因此在這種狀況下，你可以試圖改變床的高度，避免食道和胃處於同一個高度而產生胃食道逆流症症狀。

48

胃食道逆流症患者生活上的注意事項？

日常生活中飲食要清淡，也可以嘗試把三餐的份量減少，可以採少量多餐的方式，以減少胃的壓力，減少胃食道逆流症的情形。

雖然建議大家要改變生活習慣及飲食習慣，但是通常都是說的比做的容易，對生活細節必須注意調整，才能讓你有意想不到的結果，也才可以改善胃食道逆流症，並降低胃食道逆流症所引起的風險，以及併發症。

少量多餐有益於逆流症患者

前面有提到，吃宵夜或是短時間內大量進食，都會增加胃食道逆流症的症狀，吃飽飯後立刻躺平或是在胃飽脹充滿食物、胃酸，也會讓得到胃食道逆流的機率增加。

因此，要避免宵夜的食用及睡前兩小時內進食，這些其實可以作為調整日常生活習慣的開始，當然也應該同時避免短時間內大量進食。在日常生活中也可以嘗試把三餐的份量減少，可以採少量多餐的方式，以減少胃的壓力，減少胃食道逆流症的情形。

前面提過，我們應該盡量攝取低油食物，降低攝取食物熱量來維持體重，也應該注意避免油炸的食物以減少脂肪攝取，或是食用其他食物，如：瘦肉、魚，或是雞肉做為蛋白質的來源。

清淡飲食才是王道

在料理食物的方式上，我們盡量挑選當季的新鮮食材，用清淡方式料理食物，避免過多的油及調味料。注意這種生活上的小細節，將可以改善我們胃食道逆流症的症狀，也會讓你的身體健康。

另外，我們也該避免飲用可樂或是碳酸飲料，因為這些飲料富含卡路里及咖啡因，而這些內含物質會影響我們胃食道逆流的症狀。

最後，更要改變的生活習慣是，要有更多耐心去持續，或許必須犧牲掉以前喜愛的食物及飲料，但是這樣的改變將會讓你得到意想不到的好處，這些細節的變化除了可以減少藥物治療之外，我們或許也會有意外收穫，不僅改善胃食道逆流症，也會讓你的身體更加健康。

49

哪些飲料胃食道逆流症患者應該避免？

坊間現下流行喝醋治療胃食道逆流，可能會因此讓胃食道逆流症患者產生逆流的症狀更加嚴重。此外，喝牛奶和啤酒也會。

基本上，胃食道逆流症的患者其食道及胃酸，對於一般飲食或飲料的感受度與正常人不一樣，胃食道逆流症的患者對攝取飲料及食物的酸、甜、苦、辣的反應較為敏感。

發生這些現象的原因可能與胃食道逆流症的患者食道黏膜及感覺異常有關，如果你有食道破皮或潰瘍，當然會容易感受到飲料過度刺激的不舒服。

相反的，如果你沒有食道黏膜結構或組織結構異常，但也有可能因為有感覺功能異常，因此有食物及飲料進入食道而蠕動不正常而不舒服。

喝醋可能讓逆流更嚴重

坊間喝醋治療胃食道逆流的方式，有可能讓胃食道逆流症患者產生逆流症狀。因此，上述喝醋的這種坊間方法是無法改善逆流症狀的。也建議你避免喝含有薄荷的花草茶，因為薄荷也會產生胃食道逆流的症狀產生。

有些胃食道逆流症患者喝牛奶容易產生胃酸逆流；相反的，也有些人喝牛奶對胃酸逆流會有改善，因此我們不能用喝牛奶來減輕胃食道逆流症。因為，喝牛奶一開始會使胃酸下降，但之後會使胃酸過度分泌而上升。

另外，胃食道逆流症患者應該避免飲酒過量，其中啤酒是最不好的飲料，它會使胃酸在短時間雙倍上升及脹氣。

如果希望藉由飲料改善胃食道逆流症，只建議喝定量的白開水來稀釋胃酸，只有這種方法可以改善。目前，並沒有充足研究顯示有任何飲品可以改善胃食道逆流症，然而我們只能在症狀產生時格外小心，並注意日常飲食習慣。

案例分享

喝多了罐裝飲料導致逆流

王先生年輕時非常愛喝罐裝咖啡，每天都會喝五罐以上的咖啡來提神，剛開始身體都沒有任何的症狀，經年累月過後開始有胃食道逆流，胸痛、胸悶的症狀，至腸胃內科門診求治。

經過內視鏡檢查發現，王先生有胃食道逆流症黏膜受損，建議需要定期回腸胃科門診追蹤治療後，症狀有改善許多。

返家後有定時吃藥，但因為沒有完全戒掉咖啡，偶爾仍然會有胃食道逆流症的症狀出現，之後又再度回診才聽從醫師建議完全的戒掉咖啡，現在症狀已經可以達到穩定的藥物控制。

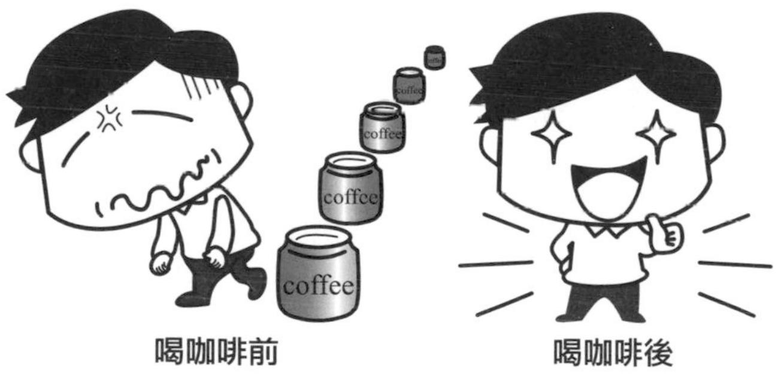

50

穿著也會影響胃食道逆流症？

穿著方面也可能與胃食道逆流症有關，因為穿著如果使得腹部壓力過高或不正常，會使胃酸容易穿越下食道括約肌，導致胃食道逆流症的症狀產生。

穿著方面也可能與胃食道逆流症有關，因為穿著如果使得腹部壓力過高或不正常，會使胃酸容易穿越下食道括約肌，導致胃食道逆流症的症狀產生，會使我們更容易有不舒服的症狀，而且病情也會受到影響。

寬鬆的衣服是首選

有胃食道逆流症的患者，我都會建議選擇穿著較寬鬆的衣服，避免腰帶過緊、或是為了美觀選擇較合身的衣服，可以穿像是寬鬆的洋裝、可調鬆緊腰帶的褲子，這類型的衣服可能較適合胃食道逆流症患者穿著。

另外，像是塑身、緊繃的內衣或相關的服飾，都比較不建議胃食道逆流症患者穿著，因為這些衣物可能會擠、壓迫到胃部，而產生逆過緊，影響到胃食道逆流症狀。而現代時下年輕人喜歡穿的高腰緊身牛仔褲，會使得腹腰部流症狀。

安全帶也不可綁太緊

當我們在坐車或開車時，會使用安全帶來保護行車時的安全，我會建議胃食道逆流症患者不要將安全帶綁得太緊，調得寬鬆一點，來減少因為安全帶造成腹部壓力上升的現象，也是在生活方面值得注意的小地方。

還有，胃食道逆流症患者應該避免經常性的背重物，或是彎腰提重物，或是吃飽飯後，彎腰做一些園藝的工作，因為這樣都可能讓我們腹部壓力上升，進而導致胃食道逆流。

另外，有些人在中午休息的習慣，會以坐姿的姿勢趴在桌子上休息，因為這樣的情形如果剛吃飽就躺下休息，一方面食物尚未完全消化，另一方面，休息的姿勢又會擠壓到我們的胃，會容易產生胃食道逆流。所以建議應該要避免彎腰，以半坐臥姿休息，也盡量避免吃完午餐後馬上躺著休息。

國家圖書館出版品預行編目(CIP)資料

胃食道逆流關鍵 50 問 / 陳健麟著 . -- 增訂一版 . -- 新北市：文經社，2018.02
面； 公分 . -- (Health ; 11)
ISBN 978-957-663-762-9 (平裝)

1. 食道逆流性疾病 2. 問題集

415.516022 106020439

文經社

Health 0011
胃食道逆流關鍵 50 問（增修版）

作　　者　陳健麟
責任編輯　謝昭儀
校　　對　楊謙信・謝昭儀
美術設計　游萬國
封面設計　詹詠蓁

主　　編　謝昭儀
副 主 編　連欣華
印　　刷　韋懋實業有限公司

出 版 社　文經出版社有限公司
地　　址　241 新北市三重區光復一段 61 巷 27 號 11 樓（鴻運大樓）
電　　話　(02)2278-3158、(02)2278-3338
傳　　真　(02)2278-3168
E－mail　cosmax27@ms76.hinet.net
劃撥帳號　050-88806
戶　　名　文經出版社有限公司

法律顧問　鄭玉燦律師
電　　話　(02)291-55229

發 行 日　2018 年 2 月 增訂一刷
　　　　　2020 年 2 月 增訂二刷
定　　價　新台幣 250 元

Printed in Taiwan